T0270405

Maternar consciente

ESTER LÓPEZ TURRILLO

Maternar consciente

Entiende tus emociones
para cuidar de ti y de tu bebé

Grijalbo

Papel certificado por el Forest Stewardship Council®

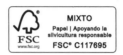

MIXTO
Papel | Apoyando la
silvicultura responsable
FSC® C117695
FSC
www.fsc.org

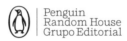

Penguin
Random House
Grupo Editorial

Primera edición: abril de 2023

© 2023, Ester López Turrillo
© 2023, Penguin Random House Grupo Editorial, S. A. U.
Travessera de Gràcia, 47-49. 08021 Barcelona
© 2023, Eva Zurita, por las ilustraciones
© 2023, Esther Kiras, por el prólogo

Printed in Spain – Impreso en España

ISBN: 978-84-253-6367-2
Depósito legal: B-2.893-2023

Compuesto en M. I. Maquetación, S. L.

Impreso en Gómez Aparicio, S. L.
Casarrubuelos (Madrid)

GR 6 3 6 7 2

A todas las niñas interiores que habitan
en el corazón de las que ya son madres

A todas las madres que maternan
a sus propias hijas y niñas interiores

A mi yo del pasado,
por haberse atrevido a cruzar el charco

A las tres mujeres de mi vida:
mi madre, mi hermana y mi tía

A mi abuela, que ya no está, pero que siempre está

A mis dos mandarinas, en especial.
Os quiero mucho

ÍNDICE

PRÓLOGO

Entre lágrimas, sorpresa y gratitud, comienzo a escribir estas líneas.

Cuando Ester me ofreció la posibilidad de prologar este libro, no pude decir otra cosa que un rotundo sí, a pesar de las inseguridades, del miedo a no hacerlo bien, del riesgo de no saber reflejar todo lo que este trabajo ha removido en mí; no podía dejar pasar la oportunidad de dar cabida a las palabras que me surgen con esta lectura tan necesaria.

A estas alturas a casi nadie nos cabe duda de que el camino hacia la maternidad y las experiencias y los sentimientos que la atraviesan han quedado a menudo en la sombra, como tantas otras cosas que incumben a las mujeres y a las llamadas «minorías». A lo largo de la historia, nuestros procesos vitales se han relegado al espacio de lo íntimo, condenados al ostracismo, a un discurso vacío o probablemente demasiado lleno, desbordante de clichés, mitos, imposiciones y normas que nada tienen que ver con lo que realmente experimentamos y vivimos la mayoría de las madres y personas gestantes, y por eso, en palabras de Ester, «es un acto revolucionario recuperar el relato de las madres. El que narramos nosotras mismas».

Maternar consciente es el reflejo del alma de su autora, o al menos así lo he sentido yo al devorar sus páginas. Quizá porque fue la psicóloga que acompañó mi primer embarazo, tal vez porque sostuvo la pérdida de mi segundo, probablemente porque me dio fuerzas en el tercero. Sea como sea, Ester se convirtió en ese regalo en forma de amistad con el que a veces te obsequia la vida, y así son cada uno de los capítulos que arman su primera obra, un auténtico regalo, el silencio en el momento de calma, el abrazo en el cuerpo que está a punto de caer.

Tal como hace Ester en su día a día laboral y personal, este libro sostiene la maternidad sin juicios. Es una composición de capítulos cuidadosamente escogidos que devuelven la voz a las injustamente silenciadas y hacen visibles numerosos aspectos que con frecuencia quedan en el cajón del olvido social pero que suponen una tremenda carga en la mochila personal de las madres.

Esta obra es mucho más que una guía. No existe en ella la pretensión de convertirse en una enumeración de mandatos ni pasos que deben seguirse; no da indicaciones cerradas de cómo hemos de percibir, hacer o ser para convertirnos en «buenas madres», porque no existen fórmulas matemáticas ni universales en la manera de vivir la maternidad ni la crianza. *Maternar consciente* es una invitación lanzada a las lectoras a escucharse, a conectar, a reconocer sus necesidades, a priorizarse, a poner cara a sus miedos o a abrir los brazos a sus deseos más allá de los ruidos, más allá de sus propias limitaciones y exigencias internas y externas.

Este libro no es una biblia que plasme ese modelo único, generado en el imaginario colectivo, en el que vivir y transitar el embarazo, el parto y el puerperio. Nos sobran discursos rígidos y echamos en falta relatos habitados de diversidad, apertura, crítica al sistema que desacompaña no solo a las mujeres, sino también a la infancia y sus cuidados. Hasta la fecha, las narraciones que han trascendido y se han aceptado como la tónica general de la experiencia materna imponen una estructura irreal que empuja a abandonar el instinto, a desoír nuestro cuerpo y a cumplir un rol que con frecuencia no resuena con la energía que vibra en nosotras. A través de esa narración, construida de manera casi artificial y sesgada, se minimiza y se obvia uno de los pilares fundamentales de la maternidad: nuestra salud mental. Aunque en los últimos tiempos se ha arrojado luz sobre este problema y poco a poco ha dejado de ser un estigma, un tabú, la realidad es que aún quedan muchos pasos que dar en el reconocimiento y acompañamiento de la salud mental. El aumento de la familia puede implicar una etapa de alegría, felicidad y gozo, pero no hay duda de que también conlleva un cambio radical en nuestra vida. Todas las transformaciones que van de la mano de la maternidad nos lanzan retos que no siempre estamos preparadas para recibir, afrontar o gestionar, lo que puede distorsionar y manchar nuestra experiencia materna si no los escuchamos, auxiliamos o sostenemos.

Descubrir capítulo tras capítulo que muchas de las inseguridades que sentimos únicamente como nuestras son compartidas por otras gestantes y mamás; poder nombrar las emociones que nos atraviesan y remueven; saber que existe una rama de la salud mental especializada en acompañar ese periodo de nuestra vida reproductiva y sexual llamada «psicología perinatal», y, en definitiva, recobrar la conciencia, esa capacidad de percibir la realidad y reconocerse en ella, es un soplo de aire fresco y una de las misiones más trascendentales de este libro. Los testimonios recogidos a lo largo de sus páginas nos permiten viajar al epicentro del sentir materno, vivirnos en la piel de Lucía, compartir los miedos de Claudia o reflejarnos en la relación con nuestra propia madre gracias a la historia de Laia.

El sistema patriarcal que contextualiza actualmente nuestra vida y, también, nuestras gestaciones, forma de parir, criar o relacionarnos, nos despoja de la capacidad de experimentar cada momento dentro de nuestros ritmos internos, y no porque no estemos preparadas para ello de manera natural, sino porque nuestro poder es tan grande, tan intenso y trascendental que abruma y se contrapone al mensaje que nos obliga a creer que no somos protagonistas de nuestras maternidades.

Maternar consciente hermana el cuerpo y la mente haciendo historia viva, reflexionando y dibujando preguntas abiertas que, o bien no hemos llegado a plantearnos, o no nos atrevemos a hacernos por miedo a la respuesta, por desconocimiento, por soledad, por la incapacidad de dedicarles a nuestras emociones la atención y el espacio necesarios, pero que ahora, recorriendo los apartados de este libro, podrás pararte a pensar y sentir.

Te dejo aquí, con la puerta abierta; te invito a adentrarte en una lectura que rompe con los protocolos generalistas en pro de los sentimientos y las necesidades que pueblan nuestro camino a la maternidad.

ESTHER KIRAS,
comunicadora, feminista y mamá

INTRODUCCIÓN

Cada vez somos más las madres que no nos sentimos identificadas con el relato que se hace sobre nosotras a través de las necesidades de las criaturas, que nos pone como en un segundo plano.
No es que nuestras hijas no nos importen, entiéndeme; es que
queremos sentirnos representadas como sujetos activos junto a las
bebés. Por eso escojo el concepto «maternar» como verbo que da
título a este libro, porque abarca mucho más que la experiencia
de criar y de educar. Porque nombra a las madres.

Las madres que cuidan, que acompañan, que nutren física
y emocionalmente, que contienen. Las madres que protegen, que
escuchan, que miman, que cooperan, que crecen. Las madres
que se transforman, que se equivocan, que dudan, que temen, que
aprenden. Las madres que crean, que crían, que atienden, que lloran, que se deconstruyen. Las madres que gozan, que se bloquean,
que se pierden y se reencuentran. Las madres que se cansan, que
se enfadan, que se calman, que ríen, que sueñan, que colaboran.
Las madres que sienten. Las que en su hacer continuo se sienten
atravesadas por cantidad de emociones que son complicadas de
entender y aceptar.

Ser madre es una experiencia compleja. Ser madre hoy en día

supone, además, un desafío. Es muy posible que te hayas preguntado alguna vez por qué nadie te contó lo que iba a suceder cuando llegara el embarazo, el parto o el posparto. Tengo varias respuestas a esa pregunta.

La primera es que no nos han enseñado a poner nombre a las emociones y mucho menos a exteriorizar aquellas que no reconocemos como positivas. Ya desde pequeñitas, para que no llorásemos, cuando nos lastimábamos nos decían: «¡No ha pasado nada, eso no es nada!».

La segunda es que nos han vendido un modelo de maternidad donde solo está permitido hablar de la parte positiva, porque si mencionas esa otra parte no tan bonita parece que estás confesando que no quieres a tu hija. Mezclar ciertas emociones con la idea de maternidad sigue siendo tabú.

La tercera es que, como tenemos madres (propias o ajenas) cerca, damos por hecho que sabemos de qué va la experiencia. Pero no. Hasta que no estás metida en el tema, buscando quedarte embarazada o ya embarazada, no te das cuenta de que no sabías ni la mitad de la mitad. Es posible que incluso ni te enteres hasta que llegue el posparto.

Hace tanto que el patriarcado relegó la maternidad a lo privado, al interior del hogar, que es un acto revolucionario recuperar el relato de las madres, el que narramos nosotras mismas. En la revolución andamos, maternando juntas, mientras tejemos redes y nos vamos acercando unas a otras para desterrar el mito de que las mujeres somos rivales, de que hay una brecha entre las madres que nos divide entre las que tienen parto natural o cesárea, las que amamantan o dan el biberón, las que duermen con sus bebés o en habitaciones separadas, las buenas o las malas…

Nos enseñaron que las diferencias eran irreconciliables, pero experimentamos vivencias que son comunes. Lo sabes porque te has encontrado entablando una conversación liberadora con otra madre que estaba sentada en un banco con su bebé en el mismo parque en el que tú estabas con tu hija; o porque has intercambiado una mirada y sonrisa cómplices con otra madre que acompañaba la rabieta monumental de su hija en la caja del supermercado.

Por eso escribo este libro, porque a pesar de que cada experiencia es singular y tiene sus matices, hay muchas emociones que se nos atragantan y nos hacen sentir una profunda soledad. Este libro es un intento de ser brújula cuando te encuentres perdida, de ser faro cuando no sepas qué hacer con tantas sensaciones que se te agolpan en el cuerpo.

Sé lo que es sentirse sola porque un poquito antes de especializarme en psicología perinatal fui madre. Yo misma he vivido algunos de los miedos y bastantes de las culpas que explico en el libro. La maternidad me produjo un impacto tan fuerte que nunca me he sentido tan empoderada y a la vez tan bloqueada como durante el posparto de mi primera hija. A pesar de que no fue un embarazo buscado, y de los vaivenes emocionales que suelen acompañar esta etapa, recuerdo disfrutar bastante de la gestación. Ni siquiera los controles de una matrona de la vieja escuela que se empeñaba en infantilizarme y en abroncarme por mi peso consiguieron sacarme de mi burbuja. Pero el impacto que la violencia obstétrica tuvo en la forma en que viví mi posparto, unido a la soledad, hicieron que me cuestionara muchas cosas. ¿De verdad la maternidad era eso? ¿Acaso no merecíamos las madres otro trato, otras formas de ser acompañadas? Estas reflexiones, junto con la fuerza que cada día me hacía sacar mi hija, me motivaron para formarme en salud mental materna.

Mientras tanto, mi segunda hija llegó de forma tan inesperada como la primera. Su nacimiento me demostró que era posible otra forma de parir. La bimaternidad con su constante aprendizaje trajo consigo un despertar espiritual que también me ha influido mucho personal y laboralmente.

Empecé entonces a acompañar online a madres en sesiones de psicología perinatal. En aquel momento no era tan común, pero siempre ha sido una ventaja para una madre en posparto la posibilidad de conectar a través de un ordenador, sin tener que salir de casa. Imagina la tranquilidad de saber que tu bebé puede acompañarte, que no hace falta ni que te cambies de ropa, que no tienes que realizar un despliegue organizativo que te permita llegar puntual a la consulta.

Pero déjame que vuelva un poco atrás en mi historia de vida para poder explicarte mejor por qué hoy hago lo que hago. Unos años antes de ser madre, ya era psicóloga especializada en estudios de género. A mí la psicología y el feminismo me han interesado desde siempre. Suena a topicazo, lo sé, pero ya de niña podía sentir la terrible desigualdad entre hombres y mujeres. Fue años más tarde cuando pude entender por qué un volcán de furia me desgarraba por dentro cuando presenciaba las actitudes machistas que nos oprimían a mi hermana, mi madre y a mí dentro de nuestra familia. Al final, comprendí que no había nada malo en nosotras, que el problema había sido nacer y crecer como mujeres.

Para mí el feminismo fue terapéutico. Me abrió los ojos. Desde entonces, esa perspectiva me acompaña en cada momento de mi vida. Por eso, en este libro no me centro exclusivamente en las emociones que puedes sentir, sino que intento ampliar la mirada para que puedas comprender hasta qué punto influyen en cómo te sientes las características del sistema en el que vivimos. Por eso, también verás que utilizo el femenino plural. Porque el lenguaje ayuda a representar nuestra realidad. Y lo cierto es que la realidad de las mujeres se ha escondido durante siglos detrás del masculino genérico. Sé, además, que hay personas que gestan y crían que pueden no sentirse identificadas con el uso del femenino o la palabra «madre». Quizá esas personas también puedan rescatar de aquí algo que les sirva.

Espero que con este libro te sientas acompañada. Fue el anhelo de compañía el que me llevó a divulgar sobre maternidad a través de redes sociales hace ya ocho años. Necesitaba compartir toda esa cantidad de información sobre crianza de la que me empapaba por aquel entonces. De alguna forma era una catarsis. Me permitía gritarle al mundo: «¡Eh, lo estoy haciendo lo mejor que sé!, estoy tomando decisiones conscientes para criar de forma distinta a la que yo fui criada». Poco a poco el contenido fue cambiando. Dejé de hablar de crianza. Al fin y al cabo, ¿quién era yo para decir cómo tenía que hacerlo cada familia con sus particularidades? Sin embargo, sí podía hablar de mi sentir como madre, podía hablar de la experiencia materna, de psicología, de feminismo…

Instagram me ha permitido llegar a madres de muchos rincones del planeta que me respondían desde la conexión que surge cuando te sientes identificada; me ha permitido aunar creatividad con divulgación. Así, he podido desarrollar mi trabajo como psicóloga perinatal online, acompañando a mujeres que viven en distintos lugares de España, en Francia, Reino Unido, Filipinas, Uruguay, Chile… Admiro su capacidad de resiliencia. Me siento muy agradecida de poder acompañarlas en distintas etapas de su maternidad.

De la experiencia acompañando madres, de la mía propia como madre de dos y de la constante formación, surge el contenido de este libro. He intentado darle cierto orden cronológico para que te resulte más sencillo reconocerte en las experiencias que narro. No obstante, está organizado de tal forma que puedas regresar al apartado que te interesa si en algún momento te sientes sobrepasada y necesitas entender qué te está sucediendo y qué puedes hacer.

Soy consciente de que quizá en algún momento te resulte complicado llevar a cabo algunas de las sugerencias que te propongo. Reconozco que es una de las partes que más me han costado del libro, porque no me gusta ser directiva. Son simples invitaciones. Siéntete libre de realizarlas y, por supuesto, de cuestionarlas. Quizá sentirte identificada para poder iniciar un trabajo terapéutico con una psicóloga perinatal es suficiente para ti.

¿Quieres saber qué veremos en el libro? ¡Vamos allá! En una primera etapa te hablaré sobre el embarazo. Vas a ver los retos de cada trimestre y la transformación psíquica con la que puedes encontrarte. Es gigante, a pesar de que sea poco visible en comparación con los cambios físicos. Te explicaré por qué no terminas de creerte que estás embarazada y cómo lo que parecen algunas jugarretas de tu mente son, en realidad, grandes estrategias que te permiten adaptarte, evitar el dolor o justo lo contrario: ¡afrontarlo! Hablaré sobre el miedo y la culpa, pero también sobre la forma en que puedes ir relacionándote con tu hija mientras está en tu vientre. La pareja también tiene un apartado especial dentro de este capítulo. Por último, te mostraré qué sucede en la recta final, antes del parto, y cómo puedes prepararte para ello.

En el segundo capítulo nos centraremos en el parto. Verás lo alucinante que es tu organismo, capaz de sincronizarse a distintos niveles para hacer posible el nacimiento de tu hija. Pero, ojo, he querido mostrarte todos los factores que afectan al proceso de dar a luz porque es muy importante que entiendas que no solo depende de ti. Una gran parte de esta etapa está dedicada al parto traumático y la violencia obstétrica. Si eres sensible o no te sientes preparada para abordar ese tema, déjalo pasar. Puedes retomarlo cuando te encuentres lista. Por supuesto, las cesáreas también tienen espacio en este libro.

El posparto es el tercer capítulo. Para mí ha sido el más complicado porque siento que me dejo tantos temas en el tintero que podría estar reescribiendo hasta el infinito. El puerperio es una etapa donde se aúnan tantas cuestiones que, aunque he intentado seguir cierto orden, puede que no haya tanta continuidad. Te hablaré desde el posparto más inmediato hasta el final del posparto emocional (te adelanto algo: puede durar años. Te explicaré mejor el concepto al principio del capítulo). En todo ese lapso de tiempo aparecen miedos, culpas, rechazos, transformación de la sexualidad, instintos, tabúes por doquier, herramientas para poner límites y proteger tus necesidades con ferocidad cual madre loba… ¡Ya lo verás!

Por último, pondremos fin al libro con un capítulo dedicado a los duelos en la maternidad. Como explico en su momento, solo con este tema podría escribir un libro entero. Hablaremos del concepto de pérdida y las implicaciones que tiene la muerte para la sociedad actual. Conocerás qué es el duelo y qué esperar de él, especialmente del duelo perinatal. Puede que en algún momento de tu vida tengas que acompañar a alguna familia en duelo perinatal; te daré algunas nociones de cómo hacerlo. Además del perinatal, explico algunas otras experiencias de duelo durante la maternidad.

¡Qué honrada me siento de que estés confiando en mí para conocer más cosas sobre el mundo emocional de estas etapas tan importantes en la vida de las madres! Si consigo que te sientas un poco menos sola leyéndome habré cumplido mi cometido. Gracias por confiar en mí.

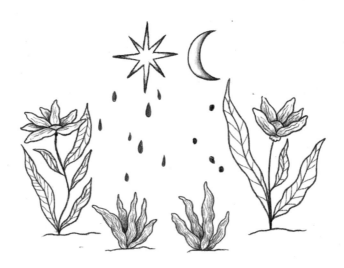

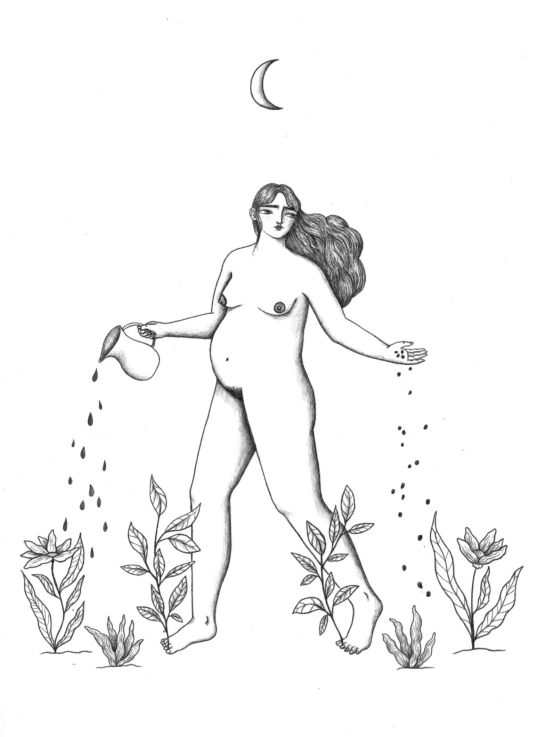

EMBARAZO

Cuando, con el transcurso de los años, volvemos la vista atrás, nuestros recuerdos se suelen organizar en torno a aquellos sucesos que más nos han transformado. El año en que te independizaste. El año en que hiciste aquel viaje a un sitio remoto. El año en que empezaste a hacer yoga/patinaje/danza. El año en que te quedaste embarazada… El embarazo marca una de las primeras etapas de un viaje que anhelamos que esté repleto de disfrute y felicidad. Lo cierto es que el camino es totalmente distinto para cada madre. Si tuviera que hablar de algo común en la experiencia de todas sería el cambio. El cambio físico es evidente, pero ¿imaginamos lo que nos removerá a nivel psicológico? ¿Somos capaces de intuir la crisis vital a la que nos enfrentamos? ¿Estamos dispuestas a aceptar la transformación que inevitablemente trae consigo?

Las emociones, a flor de piel, tienen importantes mensajes que transmitirte. Está en tus manos descifrarlos si les prestas atención, con curiosidad y sin juzgar. Es sencillo y complicado a la vez. Sencillo si partes de esta premisa: las emociones te van a ayudar a adaptarte al cambio. Complicado porque hemos interiorizado que el embarazo es una etapa donde debe reinar la felicidad. Tantos meses dan para vivir muchas sensaciones. Lo harán posible las hormonas y neurotransmisores que tu cuerpo genera con tanta sabiduría, esas mismas hormonas que facilitan que tu cuerpo cree y acoja una nueva vida.

Además de las hormonas, hay muchos otros factores que harán que tu viaje sea más o menos turbulento: tu historia de vida, tu genética, el apoyo de las personas de tu entorno, la intensidad de los síntomas físicos, las circunstancias sociales que estén aconteciendo en ese momento…

Lo que viene a continuación es una especie de mapa que espero que te sirva como orientación. Solo como orientación, porque no me cansaré de insistir en que la mejor guía la encuentras dentro de ti. Quédate con aquello que te sirva.

LA INCREDULIDAD DEL TEST POSITIVO

Te encuentras sentada en la taza del váter, esperando el cambio de color del test. Ha habido algo que te ha llevado hasta ahí. Puede que algún síntoma, un retraso en la menstruación o incluso un sueño tan vívido que no has podido ignorarlo. Cuando la segunda rayita comienza a intensificar su color, el vértigo que sientes ante la noticia es tan grande como la sensación de incredulidad.

Ese «¿Es cierto? ¿Me está pasando a mí? ¿De verdad estoy embarazada?» nos une sea cual sea nuestra historia. El hecho es que una sensación inicial de irrealidad se apodera de ti.

El motivo por el que sucede tiene una buena explicación.

**Tu mente necesita tiempo
para procesar esta noticia que implica
un cambio tan grande.**

Imagina esta incredulidad como un montón de almohadones mulliditos que amortiguan un golpe. Quizá, si no estuvieran, el golpe de realidad sería mucho más impactante.

Con el paso de los días, las almohadas irán retirándose poquito a poco.

El tiempo que va a durar la sensación de escepticismo depende de distintos factores:

- **Cuánto tiempo llevas buscando el embarazo.** Si has estado en una larga búsqueda, esta noticia tan esperada puede tardar más en integrarse. Estos procesos son dilatados, cargados de mucha inseguridad, de tristeza, de esperanza, de dudas…

- **Si ha habido pérdidas gestacionales previas.** Puede que el miedo a otra pérdida ocupe tanto espacio que te cueste creértelo, que sientas que para ti es más sencillo seguir adelante sin ilusionarte mucho.

- **Si ha sido o no ha sido buscado.** Si el embarazo te ha pillado por sorpresa, no has tenido tiempo de procesar las consecuencias que tendrá en tu vida ser madre o ampliar la familia.

- **Tus circunstancias** familiares, laborales, económicas…

Si los almohadones no se retiran, si no terminas de bajar a tierra la noticia, puedes seguir indagando para entender qué te pasa. Te sugiero que te plantees algunas preguntas:

¿Temes algo? Puede ser que el miedo te esté paralizando.

¿Tienes madres cerca? Hoy en día el índice de maternidad es muy bajito y nos faltan modelos. Muchas de nosotras llegamos a ser madres sin haber visto de cerca la maternidad. Quizá te sientas bloqueada porque no sepas muy bien qué tienes que hacer, en qué circunstancias te verás envuelta.

Estas reflexiones te servirán para entenderte mejor. Ten paciencia, porque puedes pasar semanas con esa sensación de que en cualquier momento te vas a despertar.

Yo misma viví esta experiencia en primera persona cuando me quedé embarazada de mi hija mayor. No fue un embarazo buscado, aunque sí muy deseado. Había ido a vivir unos años a otro país y, a los pocos meses de mi llegada, mis planes daban un giro. No podía creérmelo. Me parecía estar viviendo un sueño del que despertaría en cualquier momento. Era como si mi mente lo entendiera, pero mi cuerpo no se atreviera a sentirlo aún.

Recuerdo las ganas que tenía del momento de la ecografía. Esperaba que algo cambiara allí, pero no fue así. Tuvieron que pasar algunas semanas para que sucediera, para que pudiera sentir que mi embarazo era real. Cuando bajó la intensidad del malestar de los síntomas, volví a casa para compartirlo con mi entorno y comencé a sentir los movimientos de mi hija.

Por eso te aconsejo paciencia. Sé flexible con tus expectativas.

Observa con curiosidad cómo te vas sintiendo, qué cambios percibes, las sensaciones de tu cuerpo o los sueños que tienes.

Contempla cada detalle como si estuvieras delante de un cuadro en un museo, prestando atención a cada elemento, con curiosidad y asombro.

Verbalizarlo suele ayudar mucho a integrar la noticia. Sin embargo, habrás oído hablar de que existe un «protocolo» para esto de contar que estás embarazada. Dicen por ahí que no debes desvelarlo hasta que no hayan pasado tres meses. ¡Tres meses! Un tercio del embarazo guardándote para ti algo que va a representar una transformación profunda ¡y te dicen que debes vivirlo en secreto!

Si el embarazo ha llegado relativamente rápido, este será uno de los primeros mandatos que recibas sobre cómo vivir la maternidad. Si has pasado por un proceso largo de búsqueda, tendrás experiencia en esto de que te digan qué es lo que debes hacer.

Como decía, contar que estás embarazada y cómo lo estás viviendo es un gran bálsamo. No solo porque vas a poder creerte lo que te está sucediendo, sino porque van a surgir dudas, síntomas y emociones que, compartidos, se llevan mejor.

Mi recomendación es que lo hables con esas personas de tu entorno con quienes tienes confianza, que sabes que van a escuchar con apertura lo que tengas que contar. También puedes buscar un grupo de embarazo. Los hay guiados por psicólogas, por matronas, por fisioterapeutas que imparten yoga o pilates, por doulas; los hay presenciales y también online; hay asociaciones de lactancia y maternidad… Te invito a que busques un grupo en el que te encuentres cómoda, porque será una de las mejores decisiones que puedas tomar.

Si va transcurriendo el tiempo, pasa el primer trimestre y te das cuenta de que, a pesar de que ya notas los movimientos de la bebé, todavía no puedes conectar con el proceso del embarazo, entonces te recomiendo que te pongas en contacto con una psicóloga perinatal para abordarlo. Juntas trabajaréis en las circunstancias que pueden estar contribuyendo a que no logres integrar la idea, y te dará herramientas para empezar a generar conexión con tu nueva realidad.

En definitiva, podemos decir que el primer trimestre es un periodo de adaptación que se va dando progresivamente. Además de la incredulidad, irán apareciendo otras emociones, a veces incluso aparentemente contradictorias entre sí. Vamos a verlas.

EL MIEDO

¡Qué difícil es a veces entender la mente! Estás embarazada, es algo que deseas, aunque no haya sido buscado, pero, sin apenas darte cuenta, empiezas a anticipar lo que te falta. El miedo te cuenta historias sobre tu estabilidad económica, sobre el coche, la casa, tu trabajo, sobre la hija que ya tienes… Inventa necesidades que cubrir, historias de pérdidas, de complicaciones durante el embarazo.

Uno de los miedos más frecuentes en el embarazo, sobre todo al principio, es la pérdida de la bebé, en especial si has tenido experiencias cercanas o si has pasado por ello tú misma.

Entonces, el embarazo puede convertirse en una prueba de obstáculos. Tienes la sensación de ir superando etapas.

Cada día estás atenta a los síntomas: «¿Seguiré teniendo sensibilidad en el pecho?», «Hoy no he sentido tantas náuseas»… Incluso aunque sepas que, en realidad, sentirlos no es determinante, necesitas comprobar. Vas al baño con frecuencia a confirmar que no tienes restos de sangre en las bragas o analizas el papel higiénico si haces pis.

De vez en cuando revisas el pasado. Antes de saber que estabas embarazada, comiste jamón o te tomaste un ibuprofeno. Dudas: «¿Y si eso ha tenido consecuencias?».

Anhelas que llegue la semana 10 o 12 para poder quedarte tranquila cuando vayas a la ecografía. Te darán los resultados que confirmen que tu bebé se desarrolla con normalidad. «Y si no, ¿qué pasaría? ¿Cómo lo afrontaría?», te preguntas. Los nervios por lo que pueda suceder en la consulta de obstetricia van en aumento a medida que se acerca el día. Temes escuchar el aterrador «No hay latido».

Cuando sales de la consulta, tienes una sensación de calma absoluta. A partir de este momento el miedo suele ir descendiendo. No desaparecerá. Cierto tipo de miedo es útil, y aún quedan muchos meses.

Las estadísticas basadas en estudios científicos establecen la probabilidad de sufrir un aborto espontáneo antes de las diez semanas en alrededor del 15 por ciento de los casos. Esta es una realidad que no podemos ignorar. Necesitamos hablarlo, dejar de esconderlo debajo de la alfombra. Y fíjate que hablo en plural porque me refiero al conjunto de la sociedad y no solo a las madres y familias que lo han vivido. Necesitamos aprender a acompañarlo, sin minimizar, ignorar o invalidar con frases hechas.

Porque, si supiéramos sostener el dolor de quienes pierden a sus bebés, hace tiempo que entre todas habríamos desterrado el mandato de guardar el secreto los tres primeros meses.

Así que no, no te voy a decir que eso no te va a pasar a ti, pero ten en cuenta que puedes aprender a acompañarte y pedir ayuda si es necesario cuando ese miedo se vuelva tan intenso que te paralice, que te impida vincularte con tu embarazo y con la bebé que estás gestando.

Déjame que te cuente qué pasa por nuestra mente cuando sentimos miedo. Tras millones de años de evolución, la mente ha aprendido a anticiparse con un objetivo: que te adelantes a los peligros que puedan surgir en tu camino para ponerte a salvo. En momentos de la historia en los que las condiciones eran adversas, esto fue muy útil a la especie. Aunque creamos que este mecanismo ya no nos sirve, no podemos olvidar que existen colectivos que siguen temiendo por su integridad física a diario en este rinconcito del mundo que, a priori, diríamos que es un lugar tranquilo. A ti misma te sirve, puesto que te permite tomar precauciones para cuidarte: no comer cierto tipo de alimentos, no consumir alcohol, dejar de fumar si es que lo hacías…

Está bien que pienses en todo lo que puede cambiar o suceder, pero hay un tipo de miedo que deja de ser útil: no te ayuda pensar todo el rato en los escenarios más catastróficos. Además, cuando pensamos, nuestro cuerpo experimenta emociones y sensaciones de la misma forma que si estuviera sucediendo de verdad eso que tenemos en la cabeza. Por eso, cuando te imaginas contando a tu familia que el embarazo no sigue adelante, tendrás sensaciones corporales y emociones similares a las que experimentarías si estuviera ocurriendo de verdad.

Se llaman **pensamientos intrusivos** y son aquellos que aparecen de forma repentina, involuntaria y con un contenido desagradable. Los vivirás con verdadera angustia. Y justo ese tipo de miedo que te generan es el que no te sirve.

Veamos qué puedes hacer tú para acompañarte.

Si eres capaz de identificar cuándo se ha ido volando tu mente a ese hipotético momento, ya tienes gran parte del camino hecho. Sin embargo, es posible que te des cuenta cuando ya lleves mucho tiempo en la nube de pensamientos catastróficos. Por eso, para detectarlo, te propongo que escribas en un papel que puedas guardar a mano lo siguiente:

- **Qué pienso cuando estoy asustada.** Los pensamientos, imágenes mentales, ideas que se te pasan por la cabeza.

- **Qué emociones tengo cuando estoy asustada.** Además del miedo, ¿qué otras cosas estoy sintiendo? Por ejemplo, inseguridad, agobio, terror, preocupación.

- **Qué sucede en mi cuerpo cuando tengo miedo.** Cómo reaccionan los músculos, la frecuencia cardiaca, respiración…

- **Qué hago cuando tengo miedo.** Me evado con el móvil, llamo por teléfono a mi mejor amiga, me muerdo las uñas, voy en busca de chocolate…

Tómate tu tiempo para escribirlo, porque la próxima vez reconocerás que tu corazón está acelerado y tu respiración entrecortada, o verás que te estás mordiendo las uñas. Y estas serán las señales de que tienes que hacer algo por ti.

Quédate en el presente. Sabemos que pueden pasar las cosas que pensamos, pero no todo es realidad. Es decir, se trata de probabilidades, no de certezas ni premoniciones. Lo que sí sabes es lo que está sucediendo hoy, aquí y ahora.

Atrévete a mirar tu miedo con curiosidad, con ojos de exploradora que llega a un lugar nuevo por descubrir, atenta a los detalles.

Busca un nombre propio para tu miedo y visualízalo como si fuera una persona. ¿Qué características físicas tiene? Imagina su postura corporal y su voz. Así, cuando vuelva, puedes pensarlo como esa persona que quiere que seas cauta, pero que se pone muy pesada. Puedes decir mentalmente o en voz alta: «Ya está aquí [inserta el nombre que le hayas puesto] contando historias de terror». Cada vez que llegue, dale las gracias por su buena intención y dile que no lo necesitas, que te quedas en el presente.

La **incertidumbre** es parte de este recorrido. La encuentras en este punto, pero es algo que forma parte de la experiencia de maternar. Es muy reparador transitarla rodeada de otras mujeres que estén en el mismo momento vital que tú. Juntas podéis crear un espacio seguro en el que compartir vuestras vivencias. Nada ahoga tanto como la sensación de estar experimentando emociones que no quieres tener y hacerlo en soledad. Junto a otras mujeres descubrirás que no eres la única que busca síntomas que confirmen que todo sigue bien, que se toca el pecho en busca de sensibilidad o que siente culpa por no estar experimentando las emociones que se supone que debe sentir, por no estar vinculándose con la nueva criatura o por tener la sensación de estar reemplazando a la bebé que se fue demasiado pronto en una pérdida gestacional.

Puede que te encuentres luchando contra esas emociones que nos han dicho que son negativas y que, entre tus miedos, se encuentre el de transmitírselas al bebé. A continuación, veremos qué hay de cierto en esto.

LA CULPA POR SENTIR: ¿LE ESTOY TRANSMITIENDO MIS EMOCIONES A LA BEBÉ?

La pregunta del millón, la que te has hecho tú, me he hecho yo y te lanza tu cuñado en forma de afirmación cada vez que te ve y no tienes una sonrisa en la cara.

Estás algo preocupada, nerviosa o simplemente cansada de las náuseas. Igual no estás teniendo un buen día, así que te quejas. A tu alrededor no quieren que te sientas mal y creen que quitar importancia a tus motivos para quejarte hará que te sientas mejor. Pero no. Piensan que si te dicen cómo debes sentirte quizá puedas, como por arte de magia, cambiar de emoción, e intentan motivarte al cambio haciéndote pensar en tu criatura, en cómo se sentirá al percibir tus emociones.

El problema es que no funcionamos así. No es tan sencillo. Tienes todo el derecho del mundo a quejarte, a expresar tus emociones. Es muy liberador.

Además, a las mujeres se nos educa para agradar. Incomoda vernos enfadadas o poco accesibles. Se espera de nosotras que, al llegar a la maternidad, especialmente en el embarazo y en el posparto, estemos especialmente contentas. ¿Cómo no habríamos de estarlo si hemos alcanzado la plenitud, el objetivo de cada mujer? (Léase con ironía).

Entre los estereotipos sobre la maternidad, el mandato de la felicidad es uno de los que más daño hacen.

Si predominan otras emociones en vez de la alegría, este mandato te hace sentir mal: tanto por ti, porque parece que estás fallando, como por tu criatura, porque te imaginas que no se siente bienvenida.

Ninguna madre quiere que su hija lo pase mal. ¡Cuánta culpa experimentamos con tan solo pensar que podemos tener algo que ver con esto!

La **culpa**, igual que pasaba con el miedo, tiene una función que cumplir. La culpa adaptativa nos permite asumir que nos hemos equivocado. Nos lleva a hacernos responsables del error que hemos cometido para poder cambiar, reparar o prevenir. En otras palabras, nos mueve para que podamos mirar el fallo y aprender. Si pudiéramos quedarnos con esta versión de la culpa, no tendría tan mala fama.

Sin embargo, la culpa puede transformarse en una emoción muy persistente que nos victimice. Nos resulta tan desagradable porque es complicado deshacerse de ella. Nos lleva a comparaciones, nos exige perfección, genera un diálogo muy crítico hacia nosotras mismas.

Lúa llegó a consulta embarazada de dos meses. Su embarazo había sido muy deseado. No podía entender qué le pasaba, por qué no podía disfrutar. Echaba de menos a su madre, que vivía lejos. Eso la entristecía porque quería compartir con ella el proceso del embarazo. Pero lo que le preocupaba a Lúa era lo que su bebé podía estar recibiendo a través de ella. Se preguntaba si esto la afectaría, si se sentiría querida al estar ella triste, con miedo y culpa. ¡Sentía culpa por sentir culpa!

Se comparaba constantemente con las embarazadas que se encontraba, aunque no llegara a dialogar con ellas. En su mente se repetía que las hijas de esas mujeres eran afortunadas, no como la suya. Estaba convencida de que no era una buena madre.

En consulta trabajamos para que entendiera la función de las emociones y que se pueden experimentar a la vez emociones aparentemente opuestas. Me parecía importante que Lúa comprendiera, con fundamento científico, cómo su bebé recibía sus emociones. También trabajamos en las creencias que tenía sobre sí misma y sobre la maternidad.

Te explicaré todo esto a ti también.

Somos seres complejos capaces de sentir mezclas de emociones. En ocasiones, incluso experimentamos algunas que pueden parecer contradictorias entre sí. Alegría y miedo, amor y decepción, gratitud y hastío… A esto se le llama ambivalencia. Guarda bien cerca este concepto porque te va a hacer comprender muchas de las situaciones que vivirás mientras maternas.

La **ambivalencia** nos crea una sensación de incoherencia, por eso se percibe tan incómoda. Uno de los grandes retos que tenemos por delante es aprender a transitar la incomodidad, desterrar la urgencia de dejar de sentir. En un mundo en el que todo es inmediatez, mirar hacia dentro es abrazar la pausa. Por eso, te propongo que mires todas esas emociones como las mensajeras que son, que entiendas que sentir una no elimina tu capacidad para sentir otras. Mirarlas y aceptarlas amorosamente cuando lleguen, en cambio, te permitirá vivir también con cierto descanso esos otros momentos del día en los que haya emociones menos intensas.

¿Estás experimentando tristeza? Verás que hay necesidad de introspección para entender, y también de apoyo.

¿Estás muy enfadada? Te está inundando la sensación de injusticia. Tus emociones te piden movimiento, cambio, que resuelvas.

¿Sientes miedo? Claro, estás inmersa en una transformación. La incertidumbre crea inseguridad; probablemente te sientas pequeñita ante algunas situaciones.

**Si puedes entender tus emociones,
dejarás de juzgarlas y serás más amable
contigo misma; aumentará tu autoconfianza.**

Ahora que hemos visto que las emociones son tus aliadas, vamos con la pregunta con la que encabezábamos este apartado. ¿Les transmitimos a nuestras criaturas las emociones?

La respuesta no es un sí ni un no rotundos. Los bebés, dentro del útero, perciben sensaciones, pero no emociones.

Las emociones son reacciones que suscita nuestro sistema nervioso y que tienen como objetivo generar un movimiento para facilitar nuestra supervivencia. Es algo tan elaborado que una criatura no tendrá la madurez suficiente para experimentarlas hasta tres meses después del nacimiento.

Las emociones están reguladas por neurotransmisores y hormonas, que son el lenguaje que tiene el sistema nervioso para comunicarse. Estas sustancias que recorren tu cuerpo son las que llegarán a través de la sangre a tu bebé, que percibirá sensaciones como calma, placer, bienestar o alarma.

Así, podemos decir que tu criatura está sintiendo algo cercano a lo que tú experimentas. Esto, lejos de ser un problema, es un pequeño acercamiento a la experiencia de la vida fuera del útero.

Sin embargo, distintos estudios han observado que existe una influencia del estrés de la madre durante el embarazo en el desarrollo de la bebé una vez que nace. Sé que cuando leas esto, si estás embarazada, automáticamente te vas a proponer estar lo más feliz posible, o repasarás tu embarazo en términos de emociones si ya no lo estás. Te pido que no vayas tan rápido, porque esas expectativas no son realistas.

Tu bebé experimenta la riqueza de la vida mientras está contenida, abrazada, dentro de tu cuerpo.

No se me ocurre mejor manera de descubrir el mundo que así, a través de ti.

Más bien, piensa en los resultados de estas investigaciones como un faro que nos permite identificar cuándo pedir ayuda.

Además, no sería justo que asumieras la responsabilidad de forma individual. A nivel colectivo deberíamos cuidar de las madres en el trabajo, en el sistema médico, en la familia, dentro de la pareja…

Si esto no te sirve para flexibilizar tus expectativas, te invito a que intentes pensar en un periodo de tu vida donde solo hayas sentido emociones agradables durante más de tres meses. Ni un susto, ni un ápice de tristeza al leer una noticia o recordar la ausencia de alguien… Difícil, ¿verdad?

Si en toda tu vida no has podido conseguir esto —básicamente porque eres humana—, ¿por qué ibas a exigirte hacerlo ahora, durante el embarazo, época que además trae grandes cambios hormonales que, como ya hemos visto, guardan relación con nuestras emociones?

Es lógico que quieras ser la mejor madre, pero evita caer en la dualidad «buena/mala madre», porque, si no te sientes buena madre, automáticamente te encuadrarás en la categoría de mala.

Sin embargo, entre medias hay muchos matices. Sé flexible en tus metas. Aspira a aprender de tus posibles errores, a ser suficientemente buena.

Te propongo un trabajo de reflexión que puedes recuperar y hacer en cualquier momento de tu maternidad: escribe qué es para ti una madre suficientemente buena y después responde estas preguntas: ¿es algo alcanzable? ¿De dónde crees que vienen esas ideas? ¿Se ajustan a tu vida? ¿Hay cambios que quieras hacer? ¿Puedes establecer pequeñas metas para conseguir esos cambios?

Espero que todo esto te ayude a construir el puente que va desde la culpabilidad hacia la responsabilidad.

EL VÍNCULO CON LA BEBÉ: LA CONEXIÓN EMOCIONAL

Ha terminado el primer trimestre, con todo su periodo de adaptación y despliegue de síntomas físicos. Notas que cada vez estás menos cansada, vas recuperando la energía. Si has tenido náuseas, van remitiendo. Los miedos van dejando paso a la calma, que se siente tanto física como emocionalmente. Todo esto ayuda a que vayas estando más cómoda en tu nuevo rol; te lo crees un poquito más. La barriga ya se nota, algo que, sin duda, contribuye a que sientas que el embarazo es una realidad.

Al fin llega el día en que notas los movimientos de la bebé. Experimentas una mezcla de ilusión y asombro. Al principio no lo tienes claro: ¿serán gases? Pero, con el transcurso del día, ya no queda espacio para la duda: es tu bebé. Esa idea más o menos abstracta que ha sido la protagonista de tu vida en los últimos meses se materializa, se hace palpable.

Este es el comienzo de una etapa en la que tu imaginación volará fantaseando cómo será tu bebé, cómo serás tú como madre y cómo será tu pareja, si la tienes, como madre/padre.

Es muy importante que exista espacio para este trabajo en el que tu mente proyecta las características de tu bebé, porque te va a permitir desde ese momento establecer un vínculo que facilitará la adaptación en el posparto.

**La unión emocional que creas con tu hija
en el embarazo te hará ganar seguridad
en tu relación con ella cuando haya nacido.**

Además, a nivel cerebral también se producen durante los meses de embarazo cambios que facilitan la creación del vínculo. En concreto, tiene lugar una poda neuronal, o lo que es lo mismo, se pierden conexiones entre neuronas porque se produce una selección de las mejores. Se da una especialización que te va a permitir reconocer los estados emocionales de tu bebé. Es como si de repente tu capacidad de sentir empatía aumentara. Y es que te estás preparando para los cuidados.

Durante mucho tiempo se ha bromeado con el concepto de *mommy brain* o *momnesia*, que se refiere a los despistes que experimentas durante el embarazo y que se mantienen durante al menos dos años del posparto. Hoy sabemos que estas lagunas de memoria, lejos de ser un deterioro cognitivo, son producto de esa especialización que permite que tu cerebro se centre en lo que más le importa en ese momento: la bebé y el embarazo. Por eso, cuando te encuentres en la cocina mirando alrededor sin saber qué ibas a hacer allí o te olvides de que habías quedado con tu amiga, piensa que son las consecuencias de desarrollar un superpoder: el instinto de protección y cuidado de tu bebé.

Ya ves que la biología nos da ciertas facilidades, pero también puedes hacer otras cosas para generar un vínculo fuerte con tu criatura durante el embarazo.

Aquí van mis recomendaciones:

- **Habla con ella.** Te recomiendo que sea en voz alta, pero también puedes hacerlo mentalmente si no te sientes cómoda. Cuéntale cómo te sientes, qué vais a hacer, qué va a suceder, lo que te gustaría mostrarle cuando nazca… Háblale de tu día a día.

- **Pon música que te guste.** Puedes poner música que te apetezca escuchar en ese momento, pero también crear una *playlist* a conciencia con canciones que te recuerden a ella. No hay prisa, no es necesario que la hagas de golpe; puede ir creciendo a medida que crece tu bebé dentro de ti.

- **Acaríciate la barriga.** Aunque probablemente ya te salga de forma espontánea, puedes sentarte unos minutos a acariciar y observar sus respuestas.

- **Haz meditaciones guiadas.** Encontrarás muchas en distintas plataformas. Selecciona las que estén en sintonía contigo. No siempre conectamos con la voz o con el mensaje.

- **Lleva un diario** donde vuelques con sinceridad cómo te sientes.

- **Lee sobre la maternidad.** Te ayudará a proyectar vuestra relación, te aportará esas condiciones para pensar en lo que viene después. A veces un exceso de información es contraproducente; permítete ser crítica y quedarte con lo que esté más en sintonía contigo.

- **Trabaja el movimiento.** Además de los beneficios para la salud, te hará estar conectada y atenta a tu cuerpo y, por tanto, a tu bebé.

- **Busca momentos para ti** en un grupo de embarazo o con una psicóloga con la que puedas trabajar los temas que te afecten en ese momento. Esta recomendación es especialmente útil si tienes más hijas o te resulta muy difícil parar, porque es una forma de comprometerte con ese autocuidado en un horario específico.

- **Haz un altar.** Esta es mi favorita. Un altar es un espacio sagrado que creas tú misma en casa para honrar algo importante para ti, ya sea una etapa de tu vida (como el embarazo), ya sea un lugar, un vínculo, una cualidad que deseas cultivar, una guía espiritual... Es un ejercicio que practican las personas que tienen desarrollada su parte más espiritual. Sin embargo, no es estrictamente necesario que ese sea tu caso; puedes hacerlo simplemente para tener presente a tu bebé.

  Busca un lugar en tu casa, si puede ser tranquilo,

donde colocar ciertos elementos relacionados con tu embarazo: una ecografía, el test positivo, ese detallito que compraste con tanta ilusión para tu hija y tienes guardado, una florecita de ese lugar especial para la familia y que también lo será para ella, un dibujo que has hecho pensando en tu embarazo, una velita, una gema natural... Puede ser algo muy sencillo o estar repleto de objetos que simbolicen cosas importantes para ti y para ella. Puede ir modificándose con el tiempo. En definitiva, el altar es una forma de exteriorizar lo que llevas dentro. Algunas de las propuestas de las que te he ido hablando puedes llevarlas a cabo junto al altar, como las meditaciones, la lectura, las caricias en la barriga...

Procura que todas estas sugerencias no se conviertan en exigencias para ti. Es muy distinto estar comprometida con algo que te aporta bienestar que aferrarte a ello con rigidez. No hace falta que las pongas todas en práctica ni que las realices todos los días. Es más, hazlas tuyas, modifícalas, busca otras formas de potenciar el vínculo que estén en sintonía contigo. ¿Te gusta tejer? Teje algo para tu bebé o algo que represente vuestra relación. ¿Encuentras placentero cocinar? Hazlo pensando en lo que disfrutaréis comiendo eso que has preparado con tanto amor.

Todos los días no vas a tener la disponibilidad para poner estas propuestas en práctica. Estarás cansada, habrás hecho planes, quizá no te apetezca, o puede que estés experimentando emociones, como el miedo, que te lleven a no pensar mucho que estás embarazada.

Si tienes más hijas, es importante que ajustes tus expectativas entre el primer embarazo y los sucesivos. No habrá tanto tiempo disponible porque ahora estás cuidando de otra criatura. Esto suele generar culpa y frustración. Lo veremos con profundidad más adelante.

Quizá me estés leyendo y creas que tú no tienes la capacidad de llevar a cabo estas propuestas porque te sientes muy enferma. Quienes divulgamos sobre maternidad repetimos con mucho ahínco que el embarazo no es una enfermedad porque queremos que deje de patologizarse un proceso natural. Sin embargo, existen afecciones bastante incapacitantes, como la hiperémesis gravídica, que es la presencia durante todo el embarazo de vómitos y náuseas muy intensos, y que puede llegar a provocar deshidratación. Es lógico que te resulte muy complicado conectar a un nivel más profundo con tu embarazo siendo precisamente el embarazo lo que te ha llevado a sentirte así. Aunque sea algo muy fisiológico, tiene grandes implicaciones psicológicas. Una psicóloga perinatal puede ayudarte a afrontar esta etapa con compasión.

LA RELACIÓN CON TU PROPIA MADRE

Si una parte del trabajo mental que se suele producir durante el segundo trimestre es imaginar a tu bebé, otra es visualizarte a ti como madre. Así, vas a ir integrando ese cambio de identidad que progresivamente se irá dando y que tendrá su máxima expresión durante el puerperio.

Te empiezas a interesar por lo que vendrá una vez que nazca

la bebé. Si echas un vistazo al historial de tu móvil, es posible que encuentres una lista de navegación relacionada con bebés, crianza, lactancia, artículos infantiles, etc. Este interés te lleva a formarte opiniones sobre temas que antes ni te planteabas, y tu lista de «Yo nunca…» comenzará a crecer. Lista que, por supuesto, en el futuro te irás saltando elemento por elemento, porque en la teoría todo es perfecto, pero no es tan fácil aplicarlo a la vida real.

Independientemente de lo que hagas con la lista, este nuevo interés te permite ir acercándote más al cambio en el que ya estás inmersa.

A su vez, te replanteas cómo se hacían las cosas antes, cómo era la crianza en el pasado, qué ocurrió cuando tú naciste, por qué hicieron lo que hicieron, cómo fue tu infancia. Afloran recuerdos de tu niñez y surgen preguntas que necesitas que sean respondidas.

En algunas mujeres comienza un periodo de tensión con su propia madre. Hay quien ni siquiera llega a preguntar por miedo a la reacción, a encontrar respuestas incómodas; quien pregunta sin hallar respuesta porque su madre es incapaz de revisar o adopta una actitud defensiva; y quien encuentra respuestas que pueden o no gustarle.

**Tu mente está volviendo al pasado
con la intención de que aprendas
y encuentres tu propia forma de crianza,
inspirándote en aquello que sientes
que se hizo bien contigo y
cambiando lo que te hirió.**

Esto que te sucede recibe el nombre de **transparencia psíquica**, concepto acuñado por Monique Bydlowski, que dedicó muchos años de su carrera profesional a estudiar a mujeres embarazadas y madres en puerperio.

Durante el embarazo, tus vivencias salen del inconsciente, lugar donde habían quedado guardadas para protegerte del dolor de revivir esos recuerdos. Aparece una mayor presencia de tu niña interior o la niña que fuiste. Pueden también reactivarse viejas heridas que habías trabajado, pero, al parecer, no lo suficiente. Ahora que esa protección no existe, aumentará tu sensación de vulnerabilidad.

Si viviste situaciones traumáticas, es posible que te sientas abrumada por el miedo, la inseguridad, la ansiedad, la tristeza o la percepción de una incapacidad para maternar.

No es fácil transitar por estos estados emocionales, pero esto que puede parecerte un fastidio es la oportunidad de reprocesar las experiencias traumáticas y sanarlas. Es una manera de cambiar patrones dañinos que se estaban repitiendo en tu árbol familiar, en tu linaje.

De hecho, el verdadero «peligro» sería que no fueras capaz de revisar con actitud crítica la forma en que fuiste criada, porque eso te impediría generar un cambio en la forma de cuidar con respecto a la de tus padres.

Eso sí, es conveniente que este trabajo lo hagas sostenida por el entorno y por una psicóloga que pueda acompañarte en un espacio seguro, libre de juicios y amoroso. Este trabajo terapéutico te ayudará a cambiar la idea que tienes sobre la maternidad y, por tanto, a crear un vínculo sano con tu bebé.

Venimos de generaciones de crianza donde estaban normalizadas formas de educar basadas en el miedo, que hoy sabemos que no son las adecuadas, que tienen consecuencias. Y, a pesar de saberlo, nos cuesta reconocerlo en nuestra historia. Nuestras madres, padres, abuelas…, las personas que nos cuidaron lo hicieron lo mejor que sabían, con los recursos que tenían a su alrededor, afectadas por las consecuencias de su propia historia familiar. No buscaremos aquí culpables, pero sí hay que hacer un ejercicio de responsabilidad para asumir que tenemos un reto por delante: cambiar la forma en que tratamos la infancia.

Solamente podremos generar ese cambio si miramos hacia atrás comprometiéndonos con nuestro presente. Ese gesto que haces inconscientemente durante el embarazo es el que remueve el vínculo con tu madre, aunque te sientas unida a ella y hasta ahora tuvierais una relación aparentemente sana, como la tenía Laia.

Laia es una mujer de veintiséis años que llega embarazada de siete meses a consulta. Es su primera bebé. Todo va aparentemente bien, pero me cuenta que hay mucha tensión con su madre. Últimamente no conectan. Siempre se imaginó compartiendo esta etapa de forma especial con ella, pero ahora están discutiendo mucho. Tiene la sensación de que su madre quiere influir en decisiones que le toca tomar a ella. Se ha dado cuenta de que ella misma saca temas de conversación relacionados con la forma en que cuidará a su criatura y que terminan en polémica. Ha estado leyendo mucho y ha decidido que quiere dar el pecho, hacer colecho, portear. Su madre recibe esas conversaciones con escepticismo. Le hace sentir inseguridad, siempre tiene un peligro del que advertirle. Suele zanjar con «es que ahora tenéis muchas tonterías» y «contigo lo hice de otra forma y tan mal no has salido». Laia aprovecha entonces para recordarle situaciones que vivió y que cree que podrían haber sucedido de otra forma. Su madre lo niega, cambia de tema o utiliza cualquier estrategia para no entrar ahí. Se ofende y cambia de habitación sin decir nada, o le retira la palabra. Cuando Laia vuelve en son de paz a sacar el tema para darle un final cordial, su madre hace como si no hubiera pasado nada.

En la consulta hablamos sobre los cambios cerebrales y sus consecuencias en la mente durante el embarazo para que comprendiera por qué siente necesidad de hablar de esos temas concernientes a la crianza y a su «yo madre». Acordamos que buscaría espacios seguros y personas que la escucharan sin emitir juicios. Comenzó a ir a las reuniones quincenales que lleva una psicóloga perinatal en el centro de salud de su barrio, con otras madres embarazadas y en posparto. Allí encontró a un par de mujeres con las que se sentía muy a gusto y que se convirtieron en parte de su red de apoyo.

Volvimos a su pasado para revisar esos episodios que su madre se negaba a tratar. Acompañó a su niña interior a través de visualizaciones que le dieron la oportunidad de maternarla, creando así otra imagen sobre los cuidados maternales distinta a su experiencia.

Abordamos los conflictos con su madre comprendiendo con compasión, pero sin eximirla de la responsabilidad de por qué actuó como lo hizo. Laia ajustó sus expectativas sobre la forma en que su madre podría acompañarla en esta etapa. También aprendió a poner límites y que estos eran para cuidarse ella.

El trabajo se extendió también a parte del posparto, que intuyo que pudo vivir con mucha más suavidad que si no hubiera empezado este proceso durante el embarazo.

Si, como Laia, tú también tienes roces con tu madre, con tu padre o incluso con la madre o el padre de tu pareja, te invito a buscar ayuda para encontrar la solución que te haga sentir mejor. Nos han enseñado que la familia es lo primero y que debemos mantener la dinámica por mucho que suframos. Aún hay un juicio social a quienes deciden retirarse o poner los límites que consideran necesarios. Que nos dieran la vida no es razón suficiente para deberles lealtad si su trato hacia nosotras genera sufrimiento. Por eso, no es tarea fácil nombrar aquello que nos dolió, que nos duele, y actuar en consecuencia sin sentir que los estamos traicionando.

En el caso de que no haya nada que te remueva por dentro, también puedes aprovechar este proceso de transparencia psíquica como brújula para ahondar en tu crecimiento personal y conocerte mejor. Cuando hablemos del posparto, volveremos a retomar el concepto de transparencia psíquica y a ahondar en algunas estrategias útiles para poner límites.

Veamos ahora qué sucede con la pareja si la hay.

LA PAREJA COMO PADRE/MADRE

Tan importantes como las fantasías acerca de la bebé y de ti como madre son las que tienes acerca de tu pareja como madre/padre. En ellas van a influir factores como que tengáis un vínculo sano y una relación duradera, que el embarazo haya sido planificado o no, que muestre interés en crear conexión con la bebé antes del nacimiento o que te sientas cuidada durante la gestación, entre otros.

La transición hacia la paternidad/maternidad conlleva un proceso en el que ambas partes necesitan construir su propia identidad asociada al nuevo rol.

Así, tu pareja necesita crear ese espacio para pensarse padre/madre. En comparación con las investigaciones centradas en la experiencia materna, existen pocas que exploren la vivencia de las parejas en el embarazo y el posparto, más aún si se trata de parejas mujeres. Como, además, creo que es necesario un análisis con perspectiva feminista, verás que en este apartado yo también voy a dedicarles unas reflexiones a los padres.

Te encuentras en el primer trimestre; la incredulidad, el miedo y los síntomas físicos desempeñan un papel protagonista; quizá estás experimentando necesidad de introspección. Hay mucho que pensar, que integrar, y es complicado. Es muy probable que esté cambiando la forma en la que compartes cosas con tu pareja, no solo porque no te apetezca mantener relaciones sexuales, sino porque tus emociones actúan como un filtro a través del que ves la vida. Si te sientes abrumada o si te preocupa el embarazo o vuestra situación económica, buscarás distancia, o cercanía, en función de cómo hayas aprendido a relacionarte.

Esta dinámica se mantendrá durante el resto del embarazo si las preocupaciones persisten o si en la relación de pareja había muchas fricciones. Cuando estamos alerta, nuestro sistema nervioso está tan activado que genera reacciones automáticas en lugar de respuestas. Es decir, reacciona sin pensarlo mucho, en lugar de procesar la información y elaborar una respuesta con más tranquilidad. En ese momento, tú no decides; se pone en marcha un sistema de lucha o huida que nos ha permitido sobrevivir. Si te encuentras delante de un león, más te vale reaccionar inmediatamente. Pero sí puedes hacer algo por cambiar esa dinámica, y seguro que tu pareja también puede contribuir de alguna forma.

Si, por el contrario, las preocupaciones se reducen, sientes que sois equipo, que estás cuidada y que hay confianza, podréis experimentar, a pesar de la ambivalencia, una etapa de complicidad en la que la comunicación sea protagonista, donde ambas partes os sintáis libres para expresar todo eso que os ilusiona o asusta.

Las nuevas generaciones de padres tienen un duro reto por delante. El patriarcado ha dejado modelos de masculinidad y de paternidad muy nocivos para todas las partes implicadas. Por lo general, nuestros padres han sido grandes ausentes aun estando presentes.

Todavía hoy a los niños se les enseña a reprimir la expresión de sus emociones. Aprenden que no es adecuado mostrar vulnerabilidad. Aunque vamos avanzando en cuestión de educación emocional y al menos empezamos a poner nombre a las emociones, siguen faltando referentes.

Ya hemos mencionado la importancia de verbalizar lo que nos está ocurriendo para poder procesar mejor los cambios, para estar preparadas.

Ellos, como padres, también necesitan espacios en los que puedan nombrar sus emociones e inquietudes.

Cada vez están surgiendo más grupos de padres. Ahora lo que necesitamos es que ellos mismos se den permiso para deconstruir su idea de masculinidad y hacer esa transición hacia nuevos modelos. Esto va a implicar una ruptura, un cambio de identidad y una renuncia de sus privilegios. Es, sin embargo, una crisis más que necesaria para construir crianzas más amables y relaciones con las madres más equitativas.

De hecho, las madres que encuentran en sus parejas sostén y cuidados suelen tener mayor bienestar emocional durante el embarazo, se benefician de vivir embarazos y pospartos menos estresantes y se adaptan mejor al proceso de gestación. Incluso se ha relacionado el mayor apoyo de la pareja con una actitud más positiva hacia la lactancia materna.

Además, las parejas que se muestran atentas y disponibles desempeñan un papel muy importante a la hora de pedir ayuda psicológica, creando ese puente tan necesario entre las profesionales y las madres.

Conviene desterrar el mito de que las parejas «despiertan a la paternidad/maternidad» en el momento en que nace la bebé, dado que hay todo un camino que recorrer durante la gestación para crear el vínculo con la hija, algo que, además, va a facilitar a la pareja la adaptación a su rol de padre/madre. Las investigaciones apuntan a dos factores que harán que sea más fuerte la conexión con la criatura meses después del nacimiento: la tarea de vincularse durante el embarazo y la calidad de la relación con la madre. Por eso, no basta con poner la mano sobre la barriga de vez en cuando; será necesaria una clara intención de interactuar con la criatura y apoyar activamente a la madre.

Aquí van algunas ideas que podéis tener en cuenta a la hora de facilitar el proceso de paternidad/maternidad a la pareja:

- **Que la pareja asista a las visitas médicas y las clases prenatales.** Que sea parte activa e implicada en el proceso de atención a tu salud y a la de la bebé durante el embarazo, parto y posparto. Es importante que las profesionales sanitarias también tengan en cuenta a la pareja y la involucren. Soy consciente de la dificultad de encontrar un equilibrio en la forma de comunicarse que no caiga en ignorar a la pareja ni tampoco se vaya al extremo de infantilizar a la madre. Es urgente que el personal sanitario revise su mirada, que inicie la transición desde lo fisiológico-patológico hacia una visión más integral en la que importen las emociones.

- **Que la pareja apoye directa o indirectamente a la madre gestante.** Directamente: revisar el reparto de tareas dentro de la casa y adaptarlo a la nueva situación, dar apoyo emocional hablando de los sentires de cada parte, demostrar afecto, cuidar del descanso de la madre gestante, respetar sus necesidades… Indirectamente: mediar en los posibles conflictos con la familia extensa si, por ejemplo, la gestante se siente invadida.

- **Cuidar la comunicación y trabajar la complicidad.**

- **Que la pareja interactúe con la bebé.** Movimientos, tacto, hablar, cantar… Que participe en las decisiones relacionadas con ella (interés, lectura, opiniones).

- **Buscar grupos de padres,** entornos seguros en los que expresar emociones.

- **Pedir apoyo psicológico** si se siente mal. Si está bien, para fomentar el autoconocimiento.

- **Que la pareja participe en los rituales.**

Por nuestra parte, también contribuimos de alguna manera al vínculo que nuestra pareja crea con la bebé. Se ha observado que las parejas se sienten más o menos capaces en su rol de padres en función de si nuestra opinión es positiva o negativa.

Con nuestra forma de relacionarnos, vamos creando una red invisible entre madre, madre/padre y criatura que puede conformar un tejido firme de cara a facilitar los primeros meses e incluso años de vida de la niña. Si existían conflictos en el vínculo con nuestra pareja, las tensiones pueden incrementarse debido a las preocupaciones y los procesos mentales que trae el embarazo.

Los conflictos son una parte importante de las relaciones. Cuando son sanos, nos ayudan a crecer, a entendernos y a sentirnos seguras dentro del vínculo, en tanto que nos podemos expresar y escuchar lo que tienen que decirnos. El embarazo puede ser un potenciador de conflictos si llegamos a esta etapa y aún no se han resuelto temas previos o una de las partes no ha sentido libertad para manifestar sus inquietudes, deseos o necesidades.

Como ya adelantaba, las preocupaciones pueden hacer que te encuentres más reactiva durante esta fase. Si tu sistema nervioso está alerta, puedes experimentar reacciones bastante viscerales, como un enfado hacia tu pareja o hacia otra persona. No sabes por qué, pero te molesta su presencia, o incluso su olor se vuelve desagradable. Esto último tiene que ver con un aumento de la sensibilidad del olfato, que puede resultar más desagradable aún si estás a la defensiva.

Entiendo que es muy incómodo para ti mantenerte en ese estado de irritabilidad, pero es una señal para que puedas evaluar qué te está incomodando y para que lo trabajéis en equipo (si es necesario, con una terapeuta de pareja).

DICOTOMÍA ENTRE ENFERMEDAD Y PRODUCTIVIDAD

Vivimos en una época en la que el compás no lo marcan las estaciones del año ni la luz del sol. El capitalismo feroz ha orquestado nuestras vidas de tal manera que la prioridad está en producir, generar, consumir… a un ritmo frenético, siempre estable.

Nos hemos desconectado de nuestra naturaleza cíclica. Somos seres humanos que necesitan, y las necesidades van cambiando a la par que los procesos que experimentamos, ya sean fisiológicos (como la menstruación o el embarazo), psicológicos (como un duelo o una crisis de identidad), sociales (como una pandemia)… o, más bien, la combinación de todos ellos, puesto que somos seres integrales y todos estos procesos guardan relación entre sí.

**Tenemos tan incorporado el mandato
de productividad que nos cuesta descansar
sin sentirnos mal.**

No sabemos parar porque nos han enseñado que somos válidas en función de lo que hacemos, olvidando que lo somos por el mero hecho de existir. Ya no escuchamos a nuestro cuerpo; conectar con él se nos hace una labor tremendamente incómoda, quizá porque nos habla de parar, de sanar, de disfrutar, de descansar… En definitiva, de cosas incompatibles con el ritmo que se nos exige.

Por eso, ante esa desconexión con el cuerpo, te cuesta darte cuenta de que un proceso tan relevante como gestar merece otro tempo, acorde con la transformación que experimentas.

Tu cuerpo te lo está pidiendo, tienes más sueño, estás más cansada… ¡Estás creando vida! Y no solo vida; también hay un nuevo órgano que media entre tú y tu bebé: la placenta. Para dejar espacio al útero, el hogar de esa criatura, los órganos de alrededor van desplazándose. El cerebro, como si de magia se tratara, se está especializando en los cuidados que va a necesitar tu bebé. Las hormonas fluctúan en una danza sincrónica perfecta. Y tu mente, implicada en un proceso de «mamamorfosis», te lleva de viaje por el futuro, el presente y el pasado, generando una intensa experiencia de emociones y sensaciones.

Sin duda, estás atravesando un pasaje que bien merece ser vivido a otro ritmo. Y esto no solo depende de que nosotras nos volvamos conscientes, sino también de que a nuestro alrededor se creen políticas que favorezcan nuestro bienestar y el de nuestras criaturas.

Y es que hemos interiorizado tanto estas dinámicas que oímos decir con orgullo que «la prima de mi vecina trabajó hasta el mismo día del parto» como si fuera el estándar que hay que seguir, como si fuera indicativo de buena salud, de un buen embarazo o de ser buena trabajadora. Sin embargo, no podemos olvidar que el estrés de las madres se asocia a partos prematuros y bajo peso al nacer.

También la red de apoyo puede contribuir a un cambio en nuestra forma de vivir el embarazo facilitando nuestro descanso, dando escucha sin emitir juicios o aligerándonos la carga mental. Esta última, además de invisible (pues tradicionalmente las mujeres hemos desempeñado los trabajos de cuidados), es agotadora, sobre todo cuando tenemos más hijas que necesitan atención y acompañamiento en su propio cambio hacia ser hermanas mayores.

Pero que tus circunstancias sean especiales no quiere decir que estés enferma. Tendemos a oscilar entre dos conceptos, como si no encajar en uno hiciera que irremediablemente tuviéramos que encajar en el otro. Estoy hablando de productividad y de enfermedad. El primer concepto ya lo hemos visto. Hablemos ahora de lo que ocurre cuando el sistema de salud acompaña a las embarazadas desde una perspectiva puramente fisiológica en la que el seguimiento se convierte en una especie de búsqueda de la enfermedad, en lugar de ser un acompañamiento personalizado e integral.

Si nos retrotraemos al principio, al momento en que tenemos el test positivo en la mano, cuando nos planteamos si aún es pronto para contarlo y a quién, de lo que no dudamos es de que hay que llamar a nuestro centro de salud. Hemos pasado de buscar referentes en otras madres a buscarlos en las profesionales sanitarias. No es que tenga nada en contra de ellas. ¡Qué fortuna contar con un sistema de salud que nos ayuda a prevenir y tratar! El problema es que han ocupado un papel de autoridad tan grande sobre el tema que nosotras, las madres, quedamos en un rol bastante pasivo.

La ciencia y la tecnología que tanto nos han ayudado a avanzar como sociedad se han convertido en la verdad absoluta. Los indicadores, los datos y los cálculos de las sanitarias tienen más peso que nuestra palabra. Da igual que tú sepas qué día te quedaste embarazada, porque va a prevalecer la fecha que se obtenga tras analizar la ecografía. Esto trae consecuencias, como que te propongan una inducción porque aún no te has puesto de parto.

Muchas mujeres a las que se etiqueta con «embarazo de alto riesgo» viven el proceso con miedo e incertidumbre, cuidando milimétricamente cómo se alimentan, qué hacen, qué pautas de higiene siguen… Vivir con el foco puesto en los riesgos, como hemos visto cuando hablábamos del miedo, nos genera un malestar innecesario porque nos desconecta del presente y de la realidad que estamos viviendo. Hay quienes, independientemente de la etiqueta de riesgo, se sienten tan abrumadas por la gran cantidad de recomendaciones que pueden sufrir estados de ansiedad y una necesidad de control bastante incapacitante.

**Es importante que se nos devuelva el poder,
que lo recuperemos, que cuestionemos
y preguntemos, aunque incomodemos.**

Por eso, de nuevo, insisto en la idea de volver al cuerpo para escucharlo, para conocerlo. Esto requiere un trabajo de **autoconocimiento** que va más allá del momento del embarazo. Nunca es tarde para empezar a registrar tus ciclos, para permitirte sentir las emociones, para aceptar ciertas sensaciones corporales. Para ello recomiendo mucho el trabajo con *mindfulness*, los diagramas menstruales, el método sintotérmico, ejercicio físico como yoga… En definitiva, cualquier disciplina que nos lleve a hacernos soberanas de nuestros procesos.

Emilia es una mujer embarazada que llegó en busca de acompañamiento para prepararse para su segundo parto. En el primero se sintió muy abandonada por parte del personal sanitario, que le propuso una inducción basándose en los datos obtenidos en una ecografía. Decían que era un bebé demasiado grande. La inducción terminó en cesárea. El niño nació con un peso muy inferior al que habían calculado.

De cara al segundo parto hizo un recorrido por distintos hospitales públicos relativamente cercanos, incluida una casa de partos. Emilia sentía que estaba marcada por el término «parto de riesgo» debido a la cesárea anterior. En la casa de partos ni siquiera le dieron opción a ser atendida. Finalmente decidió dar a luz en un hospital donde sentía que individualizaban el trato, donde le verbalizaron explícitamente que la cesárea anterior era un dato que tener en cuenta, pero que ella era mucho más que un alto riesgo.

Emilia pudo tener su parto vaginal.

Si, como Emilia, no tuviste una buena experiencia de parto es lógico que te preocupe este tema. Puede que tu reto sea «sanar» el parto anterior mediante este o que ni te hayas planteado ese asunto, pero tengas claro que quieres evitar una experiencia como la anterior.

Para bien o para mal, ya inicias el proceso con mucho más conocimiento del que tenías. Mi recomendación es que siempre tomes decisiones. Busca y visita distintos hospitales, infórmate sobre tasas de cesáreas y episiotomías, prepara un plan de parto exhaustivo, acude a profesionales que te acompañen a prepararte física y emocionalmente... Aun así, habrá cosas que escapen a tu control. Prepárate también para ello. En definitiva, ni el embarazo es una enfermedad ni el hecho de no considerarlo como tal debería llevarnos a pasar por alto lo complejo del proceso.

EL EMBARAZO CUANDO TIENES OTRA HIJA A LA QUE CUIDAR

En este apartado hablaré del embarazo cuando ya tienes una o más hijas.

Hay segundos (y terceros, y cuartos…) embarazos que no implican hijas vivas anteriores, hijas que ocupen su lugar dentro de la familia. Soy consciente de ello. Precisamente por este motivo quiero especificar que, aunque intentaré expresarme adecuadamente, puede que en algún momento me refiera a «segundos embarazos» bajo el supuesto de que hay otra hija en este plano físico a la que cuidar.

Cuando llega el momento en el que la familia crece, vuelves a experimentar una revolución interna. Ya conoces de qué va esto, pero a la vez no sabes nada.

La vivencia de cada embarazo es particular y genuina, como lo serán cada una de tus hijas.

Sin embargo, tus expectativas te dan cierta tranquilidad porque tienes claro qué pasos quieres seguir. El primer embarazo supuso un aprendizaje. Tomaste decisiones que sabes que serán distintas en este otro embarazo. Ahora el camino lo marcas tú.

Pero esas mismas expectativas que te hacen sentir segura te pueden jugar una mala pasada si te impiden fluir con las circunstancias que te rodean en la actualidad. Por ejemplo, si en el primer embarazo tuviste mucho tiempo para descansar, dormir, leer sobre maternidad, observar con detenimiento el cambio de tu cuerpo…, puede que en este no dispongas de tantas oportunidades para hacerlo, sobre todo si la hermana mayor aún es bebé.

Gestar mientras crías y cuidas puede ser agotador. El cansancio apremia y tú apenas tienes tiempo de dormir una siesta. Quieres llegar a todo, sobre todo a tu hija mayor. Ni te planteas que haya que incorporar cambios en tus responsabilidades ahora que estás embarazada. Sabes que ya vendrán inevitablemente cuando la bebé nazca. Y es que a nuestro cerebro no le gustan mucho los cambios; se siente cómodo ante la previsibilidad. Además, tu madre pudo con tres hijas, la casa, el trabajo remunerado... y todo eso sola, porque tu padre trabajaba fuera de casa muchas horas. ¿Por qué tú no ibas a poder hoy?

Claro que puedes, eres tan capaz como ella, pero ¿quieres? ¿Es que acaso no tienes derecho a la queja? ¿A costa de qué quieres llegar?

Las preocupaciones también varían. Te voy a contar algunas de las que veo en consulta con más frecuencia y que yo misma experimenté.

- **«No soy capaz de crear vínculo con mi bebé».** La frase «los días son largos, pero los años cortos» define perfectamente esta sensación tan extraña con respecto al paso del tiempo cuando eres madre. Los días son intensos, te ocupas de mil asuntos y a la vez tienes la percepción de que te has dejado mucho por hacer. Sin embargo, la rutina va hilvanando los días de tal forma que, cuando te das cuenta, el año ha pasado volando. Esta inercia que te absorbe puede hacer que sientas que los días van pasando sin demasiado tiempo para pensar en el bebé que estás gestando. Además, la carga mental (la veremos más detenidamente en el posparto) también te roba energía y tiempo, pues ocupa un espacio enorme dentro de tu mente.

Sabes que tu criatura está ahí, eres consciente del embarazo, pero te resulta difícil sacar tiempo a solas para generar esa conexión. Te sientes dividida porque también quieres «aprovechar» el tiempo con tu hija mayor antes de que su hermana nazca. Por eso, de nuevo puede surgir esa sensación de no estar viviendo el embarazo como se supone que debes vivirlo.

Quiero recordarte que no hay reglas escritas con respecto a lo que debes o no sentir, que esto es una imposición que hemos hecho nuestra. En el apartado del vínculo con la criatura tienes una serie de sugerencias para generar conexión. Adapta estas propuestas a tus circunstancias. Crea metas que sean alcanzables porque, de lo contrario, tu frustración aumentará. Los grupos de madres y la ayuda de una psicóloga siempre son buenas ideas.

- **«¿Querré a mi bebé tanto como quiero a mi hija mayor?».** Piensa en el vínculo con tu bebé como algo continuo: comienza con el embarazo y continúa en el posparto, su infancia, adolescencia… Ese vínculo siempre estará ahí; lo que puede variar es la intensidad de la conexión. Normalmente, cuanto más conoces lo que estás cuidando (por ejemplo, una planta), mejor sabes qué es lo que necesita, más segura te sientes. Con tu bebé pasará lo mismo: os hace falta tiempo para conoceros y a ti para cuidarla, para entender sus necesidades, para sentir confianza…

Tu capacidad de amar no es limitada. Vas a sentir un gran amor. Eso sí, un amor distinto al que sientes por tu hija mayor, ni mejor ni peor, sino diferente, pues son personas distintas.

Esta es la teoría. Cuando estaba embarazada de mi hija pequeña lo argumenté muchas veces en mi cabeza. Me lo contaron otras tantas. Sé que es algo que necesitas sentir y experimentar por ti misma. Llegado el momento, lo harás y te preguntarás cómo has podido dudar.

- **«¿Qué le estoy haciendo a mi hija mayor? Lo va a pasar mal por mi culpa».** Fíjate que aparece explícitamente la palabra «culpa», que es justo el sentimiento que nos invade cuando pensamos en la adaptación al cambio de nuestra hija mayor. Te estás anticipando, viajando al futuro por una decisión que ya has tomado. Cuando la culpa te deja enganchada en el futuro o en el pasado, te bloquea, impidiéndote poner en marcha alguna acción para reparar el daño. Pero es que, además, tal daño todavía no existe. No sabemos cómo lo va a vivir tu hija mayor. Podrías formular veinte hipótesis de lo que le sucederá (algo que te implicaría un gasto energético enorme) y, aun así, lo más probable es que no se cumpliera ninguna. Pasar de la culpa a la responsabilidad implica trabajar con lo que tienes en el presente.

¿Qué puedes hacer hoy por tu hija mayor? Puedes pasar tiempo con ella, hacer que forme parte del proceso, explicarle cosas sobre el embarazo, darle la oportunidad de que genere un vínculo con su hermana pequeña, compartir tiempo junto a ella con las personas que van a estar cerca tras el nacimiento de la bebé...

- **«No voy a poder dedicarle a la bebé tanto tiempo y atención como le dediqué a mi hija mayor».** Probablemente no. Y eso no es necesariamente malo. Te vuelvo a plantear la misma pregunta: ¿qué puedes hacer hoy por ti y por esa bebé? La red de apoyo, como tus amigas y tu familia, puede marcar la diferencia en tu posparto. Déjate sostener ahora y también será más fácil en ese momento. También podéis adelantar algunas cosas en la familia, como llenar el congelador de *tuppers* nutritivos y hablar con tu pareja y las personas tu entorno de lo que esperas de ellas de cara al puerperio.

- **«¿Y si no puedo con las dos?».** Observa que estás imaginando el peor escenario. Puedes plantearte que quizá surjan dificultades, que es una situación que conlleva sus retos: estas son expectativas más realistas. Ten en cuenta que es un proceso de adaptación para toda la familia y que vais a ir trabajándolo progresivamente, con lo cual es difícil que llegues al extremo de no poder. Los grupos de embarazo o crianza te ofrecen otras realidades. Si te rodeas de otras madres, vas a poder comprobar que la situación no es tan grave, además de compartir y verbalizar miedos que suelen ser comunes en la bimaternidad.

- **«Siento malestar cuando le doy el pecho a mi hija mayor».**
Cuando me quedé embarazada de mi segunda hija, aún tomaba pecho mi hija mayor. Bajo ningún concepto me planteé el destete. En cualquier caso, esperaba que fuera espontáneo.

  Los primeros meses tenía mucha sensibilidad en los pechos, pero a medida que avanzaba el embarazo se apoderaba de mí una sensación muy visceral cada vez que mi hija mamaba. Mi cuerpo se tensaba, el malestar y la rabia me recorrían cada centímetro. Me sentía la peor madre del mundo porque debía reprimir las ganas de alejarla bruscamente de mí. Encontré paz cuando descubrí que esto tenía un nombre: **agitación por amamantamiento**. Muchas otras madres alrededor del mundo también estaban sintiendo eso, probablemente a la vez que yo. No me estaba convirtiendo en un monstruo.

  Encontré una estrategia que me ayudó a hacerlo más llevadero. Le expliqué a mi hija que me molestaba y le proponía contar hasta diez. Hay quien decide destetar y quien busca otros recursos. Qué importante es encontrar aquello que le hace bien a cada una, teniendo en cuenta las circunstancias que nos rodean... Yo guardaba la esperanza de que la agitación se terminase al dar a luz. Había idealizado la lactancia en tándem. La realidad me golpeó, porque la agitación continuó. La realidad suele golpearnos cuando nuestras expectativas son muy rígidas. En algún momento aprendemos a fluir con la incertidumbre, a confiar en que haremos lo mejor y a reparar si nos equivocamos. Ojalá tú puedas hacerlo también. Mientras tanto, te dejo una pregunta: ¿qué fortaleza, habilidad o aprendizaje puedes extraer de este reto?

- **«¿Cómo estará mi hija mientras yo esté de parto?»**. Si tu hija mayor aún es pequeñita, es posible que hasta ahora no hayáis dormido separadas o que nunca te hayas ausentado dos o tres días. Es muy muy importante que busques aquella opción con la que te sientas más segura. Habla con ella, prepárala para lo que sucederá, cuéntale dónde y con quién se irá, alguna actividad que puedan hacer. Quizá para ella el cambio sea menor si se queda en su ambiente, en su casa, y son las personas que la van a cuidar quienes se desplazan allí para cuidarla… También puedes explicarle, adaptándolo a su edad, cómo es el proceso de dar a luz. La sugerencia, de nuevo, es que te centres en lo que puedes hacer en el presente para preparar ese camino.

Con el tiempo, algunas de estas preocupaciones se irán diluyendo, y permanecerán o se acentuarán algunas otras. Vamos a ver qué sucede en la recta final del embarazo.

EL FINAL DEL EMBARAZO: HACIA LA CUEVA INTERIOR

Estás en la recta final del embarazo; tu cuerpo ha experimentado un evidente cambio. Empiezan las preguntas por parte de personas conocidas y ajenas sobre cuánto te queda para el parto, la posición de tu barriga, si el parto se te va a adelantar… Este tipo de conversaciones, que se dan con más frecuencia conforme se acerca la fecha de parto prevista, pueden ser fuente de estrés. También son habituales los comentarios acerca del cuerpo: si estás demasiado delgada, si igual tienes gemelas y no te lo han dicho, si has engordado mucho y te costará bajar ese peso… Aún no hemos aprendido que no se opina sobre los cuerpos ajenos. Tampoco se tocan sin permiso. Si no se nos ocurriría acariciar la barriga de una persona que nos encontramos en el supermercado, ¿por qué hay quien se toma la libertad de tocar el cuerpo de embarazadas, bebés y niñas?

A lo largo de este trimestre se despierta en ti una necesidad de tenerlo todo preparado para la llegada de tu criatura. Se le llama el **síndrome del nido**. Que no te confunda la palabra «síndrome», porque no es nada patológico. Al contrario, es una conducta primitiva que nos sirve para adecuar el espacio y recibir a nuestra hija en las condiciones adecuadas. Tu energía se incrementa y te pones manos a la obra. Es un buen momento para compartir con tu pareja o con personas importantes para ti, con quienes puedes expresar cómo te sientes, cuáles son tus inquietudes, qué esperas de ellas… Es posible que aumente tanto tu necesidad de control que algo que es tan ancestral, e incluso un momento especial, pase a ser fuente de ansiedad, sobre todo porque habrá circunstancias que quizá te impidan tener la casa al nivel de tus expectativas. Por ejemplo, si tienes más hijas, aferrarte a ese ideal de orden puede hacerte perder la paciencia o estar más irritable con ellas.

Como decía, el instinto del nido viene acompañado de más

energía. Aun así, es importante que te tomes tus momentos de descanso. En esta etapa cada vez nos despertamos más para ir al baño o para encontrar la postura adecuada. Se cree que el cuerpo se va adaptando a los patrones de sueño de las criaturas.

Vivimos en una sociedad de consumo y esto tiene sus consecuencias. Hay toda una industria creada en torno a la llegada de una nueva criatura. Te harán creer que necesitas muchísimas cosas, y puede que a través de lo material sientas que estás haciendo algo por preparar la llegada de tu bebé. Si te sirve, adelante. Sé que hace muchísima ilusión. Yo te invito a que no pierdas de vista que tu bebé te necesita a ti, tu cuerpo, tu bienestar, tu mirada, tu contacto… Si nos dejamos llevar por todos estos artilugios, puede que nos hagamos una idea equivocada de qué esperar acerca de una bebé, de cuáles son sus verdaderas necesidades. Créeme, esa cunita último modelo pasará más tiempo sosteniendo ropa que a la criatura.

Tu mente también se va preparando durante esta etapa. Hasta hace unas semanas imaginabas cómo sería tu bebé; puede que ahora te cueste más hacerlo. Esta es la forma que tiene nuestra mente de protegernos y prepararnos para que el choque entre la realidad y nuestras expectativas no sea brusco. La idea del parto, sin embargo, va ganando cada vez más presencia: cómo será, dónde, si lo haré bien, si sabré reconocer el inicio, dónde se quedará mi hija mayor y con quién, si nos pasará algo a la bebé o a mí…

Llamo a esta etapa ir hacia la cueva interior, hacia un diálogo con una misma para reconocer nuestros propios deseos y necesidades, para abrazar los miedos.

Hay quien se pierde en el camino hacia la cueva por el miedo a ese abrazo. Así, pasa de puntillas sin pensar mucho en el parto. Si bien dar a luz tiene un componente instintivo muy fuerte, también hay mucho de cultural y aprendido en torno al parto, un montón de ideas y mitos que nos han ido calando. No tenemos tantas experiencias cercanas y las que nos llegan suelen estar impregnadas de una visión del parto como un acto pasivo que queda en manos de las profesionales. En este caso, más que nunca, el conocimiento es poder, porque ser conocedoras de nuestra biología y estar convencidas de lo que queremos nos permite tomar decisiones sobre un proceso que es más trascendental de lo que nos cuentan. Más aún con un sistema médico en el que imperan el miedo y los protocolos por encima de una mirada individualizada a cada una de nosotras.

Por eso te recomiendo que busques una preparación al parto que aborde la maternidad desde una perspectiva integral, donde no solo te hablen de patologías, donde salgas convencida de que tú y tu criatura sois las protagonistas de esta historia, donde haya lugar para compartir y cuidar las emociones, y, si es el caso, se abra un espacio para acompañar la dimensión espiritual que, para muchas de nosotras, también tiene el dar a luz.

El **plan de parto** es una herramienta poderosa para esta etapa. Es un documento donde reflejas tus deseos, expectativas, necesidades e inquietudes con respecto al proceso de dar a luz, y debería servir de guía al personal que te atiende. En internet encontrarás diferentes ejemplos. En España, por ejemplo, las distintas autonomías suelen tener su propio modelo. Son muy parecidos entre sí y, para mi gusto, se quedan demasiado en la superficie. Creo que es la oportunidad de expresar nuestra individualidad y de tender un puente entre las sanitarias y nosotras, para que nos conozcan más allá de la historia clínica, para que recuerden (por si tanta carga de trabajo les hace olvidar) que somos humanas con sensibilidad en un momento vulnerable, con una historia, con un mundo emocional…, algo que ya sabrían si existiera una continuidad en la atención al embarazo y nos atendiera el mismo equipo desde el principio de la gestación hasta bien entrado el puerperio. Entonces habría lugar para establecer un vínculo y conocernos más, para desarrollar confianza mutua. Esto, sin duda, se vería reflejado en la salud mental materna.

Un fenómeno que afecta a muchas madres al final del embarazo, cuando se va acercando la fecha prevista del parto, es la presión por dar a luz, que se ve aumentada por las preguntas del entorno y también porque en muchos casos acecha la sombra de la inducción. La fecha, que debería ser algo orientativo, se convierte en un objetivo. Según la Organización Mundial de la Salud (OMS), no deberían inducirse más del 10 por ciento de los partos. En España, el porcentaje en 2018 superaba el 30 por ciento.

Alba llega a consulta a mitad de su embarazo para trabajar la conexión con su bebé y la preparación emocional al parto. Durante este tiempo va ganando confianza, valorando sus fortalezas y abordando sus miedos e inseguridades.

Trabajamos las historias de partos que le han ido llegando desde que era pequeña, tanto las provenientes de la ficción como las de su linaje y su propio nacimiento. Cada vez se siente más confiada.

Sin embargo, a medida que se acerca la fecha prevista del parto, comienza a recibir llamadas y mensajes preguntándole si ya ha dado a luz. Esto le genera mucha presión, sobre todo cuando en una de las visitas a monitores le fijan una fecha límite para ponerse de parto. Pasado ese día, tendrían que inducirle.

En ese momento empieza a aumentar el estrés de Alba, que llega a la sesión con una lista variopinta de recomendaciones para ponerse de parto.

Lo primero que abordamos fue la presión social. Ella sabía que la gente le escribía con muy buena intención, pero perdía energía respondiendo mensajes. Temía herir sus sentimientos si no contestaba. Le propuse escribir un solo texto que sirviera para todas esas personas, agradeciéndoles que se preocuparan por ella a la vez que les pedía comprensión para que no le volvieran a escribir hasta que ella les contara. Pasados unos días, silenció el móvil para poder ir hacia «la cueva interior» sin tanto ruido externo.

En cuanto a la presión por la inducción, evaluamos la posibilidad de que, llegada esa fecha, en lugar de inducir el parto, fuera cada día a monitores. Ella no sabía que existía esa opción; en el hospital no se lo habían planteado.

Evaluamos qué cosas de la lista que traía le generarían placer a ella. Dicho de otra forma, cuáles no se convertirían en una exigencia. Añadimos la realización de un ritual junto a su pareja para simbolizar que estaban preparadas para recibir a su criatura. Así, a pesar de que los pensamientos sobre el tema seguían apareciendo, logró también tener momentos de relajación y disfrute.

La noche antes de la inducción, ella misma se puso de parto.

Esto no significa que haya una fórmula mágica para ponerse de parto. Una vez que la bebé y el cuerpo de la madre están preparados, es beneficioso bajar los niveles de estrés. Cuando las hormonas relacionadas con el estrés bajan, suben las hormonas relacionadas con el placer, que son las mismas que intervienen en el desarrollo del parto.

Veremos el parto de una forma más extensa. A continuación le dedico varios apartados.

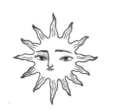
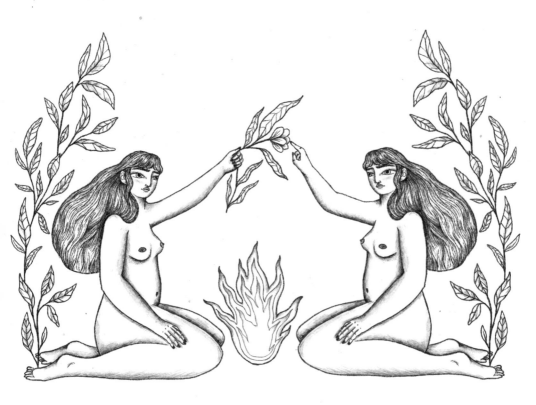

PARTO

A pesar de estar rodeadas de madres, conocemos muy poco sobre la maternidad y menos aún sobre el parto. Llegamos al embarazo con una idea bastante distorsionada de esta experiencia tan trascendental. En este imaginario sobre el parto influyen los relatos de las mujeres que nos rodean, la cultura, pero también la ficción, ya sea a través de libros, del cine o de las noticias.

En lo que se refiere a la ficción, vemos a mujeres totalmente fuera de control, tumbadas, haciendo fuerza, gritando mucho, en una actitud pasivo agresiva, esperando a que alguien «saque a sus bebés». Alrededor siempre hay muchas personas, como queriéndola salvar, y una pareja «sufriendo». Si se recrean partos fuera del hospital, son siempre potencialmente peligrosos o terminan mal. Así, película tras película, serie tras serie, novela tras novela, conformamos un concepto que va a influir en nuestros miedos, en la confianza en nosotras mismas y en el rol que adoptamos.

Los relatos de partos de quienes nos rodean también tienen un gran peso en nuestras expectativas, especialmente los de las mujeres de nuestro entorno, los que crecimos escuchando cuando se juntaban nuestras tías, abuelas, amigas de nuestras madres, etc., porque los relatos relacionados directamente con las experiencias de las mujeres se han reservado para la intimidad, o directamente no han adquirido el valor que realmente tienen. El patriarcado se ha encargado de mantener en silencio todo aquello con potencial para hacernos sentir poderosas. El parto es una de esas vivencias, y no solo ha sido silenciada, sino que se nos ha hecho verla como un acontecimiento peligroso.

Por eso, cuando llega el momento en que eres tú quien va a dar a luz te das cuenta de que te falta información. Comienza así una investigación que normalmente se basa en datos. Los datos te dan seguridad. Empiezas el sondeo: cuánto tiempo, cuánto dolor, dónde duele, epidural sí o no, cuántos puntos tras la episiotomía… Partes de la base de que ciertas intervenciones médicas son inseparables del parto.

Y es que hemos normalizado un modelo de asistencia al parto basado en protocolos que nos estandarizan y deshumanizan, que tienen efectos sobre nuestro bienestar emocional. El parto es mucho más que un proceso fisiológico.

EL PARTO ES MÁS QUE UN PROCESO FISIOLÓGICO

Tiene una dimensión emocional, sexual y espiritual riquísima. Ya hemos visto que las emociones son reacciones que se generan cuando se comunican entre sí ciertos neurotransmisores. Me gusta contemplar esta comunicación como una danza. Existe una coordinación maravillosa entre los órganos que perciben la información del exterior, el sistema nervioso y, de nuevo, los órganos encargados de llevar a cabo el proceso. Las hormonas suben y bajan; cuando unas entran en escena, otras se van retirando. Hay amor, miedo, trance, confianza. Hay ilusión, incertidumbre, potencia, rendición. Es tan complejo y a la vez tan sencillo que debería maravillarnos igual que nos maravilla una obra de arte.

Es muy importante que entendamos su funcionamiento, porque quedarnos con la idea de que el proceso de dar a luz comienza y continúa exclusivamente si nos limitamos a recorrer el caminito que nos marca un protocolo conlleva perderse un montón de matices. Además, esa visión contribuye a que adoptes un papel pasivo en un acontecimiento en el que eres la absoluta protagonista junto a tu bebé.

Cuando tu bebé esté preparada para nacer, enviará la señal que llegará a tu cerebro y que automáticamente desencadenará un torrente de oxitocina. La **oxitocina** es la hormona del amor. Es la que predomina cuando sentimos bienestar, placer, calma, armonía… Es la que tu cerebro, concretamente una parte llamada «cerebro mamífero» o «sistema límbico», libera cuando das un abrazo y un beso sincero, recibes un masaje o estás en compañía de esa persona que es casa para ti. Encontramos receptores de oxitocina en los pechos, puesto que intervienen en la lactancia materna, y en el útero, durante el parto y los orgasmos. Y aquí tenemos otra dimensión del parto: también es un acontecimiento sexual. No resulta tan extraño si lo pensamos como la continuidad de algo que se inició con una expresión de nuestra sexualidad y que no termina aquí, puesto que el puerperio también lo es. Algunas mujeres describen sus partos llenos de placer. Son los llamados partos orgásmicos.

A medida que el parto avanza, las contracciones se van intensificando. Sin embargo, con la oxitocina, se activan otras sustancias llamadas «betaendorfinas». Estas hacen que sientas menos dolor; actúan como un analgésico que tu cuerpo y el de tu bebé generan durante el parto y el posparto inmediato. Así, las contracciones se vuelven mucho más llevaderas, y puedes encontrar alivio y descanso entre una y otra.

Cuando no hay intervenciones externas y te sientes segura, esta liberación de oxitocina por parte del cerebro mamífero te conduce a lo que se ha llamado «planeta parto». Se trata de un estado alterado de conciencia similar al que se puede alcanzar con determinadas sustancias que a lo largo de la historia han usado distintos pueblos alrededor del mundo para establecer relaciones con las divinidades, con «algo superior». En la actualidad hay personas que buscan estos estados como una forma de crecimiento personal, como un viaje iniciático hacia un conocimiento y unas formas de entender distintas. Este es un motivo más por el que me fascina tanto el proceso del parto: el propio cuerpo genera una experiencia de un calibre semejante de forma espontánea.

Aquí encontramos una nueva dimensión: la dimensión espiritual. El parto es un auténtico rito de paso en el que nos adentramos en lo desconocido. Tiene una parte que consiste en dejarse llevar, en entregarse al misterio, siempre y cuando se den las condiciones para que nos sintamos seguras. Muchas madres, entre las que me incluyo, durante el proceso de dar a luz sentimos una conexión con el «todo», con la naturaleza, con la madre tierra… Se trata de algo místico, ancestral y muy difícil de explicar. Tanto es así que, si analizamos el lenguaje con el que nos expresamos al relatar estas experiencias, encontraremos términos bastante abstractos. Usamos metáforas porque la vivencia está lejos de lo que hayamos podido vivir antes. Yo la definiría como un viaje al interior, al lugar del sin-tiempo, donde pierdes la noción del día y la noche.

En mi segundo parto pude conseguir ese ambiente seguro que me permitió sumergirme en la profundidad del planeta parto. Esa noche, mientras mi doula Inés me acompañaba en la diminuta bañera de la habitación del hospital, mi abuela Milagros, que había fallecido hacía casi un año, vino a verme (o quizá yo viajé hacia ella). Llegó para besarme y traerme paz. Me asistió con su ternura. Me dio seguridad, certeza. Llegó para darme la fuerza de todas mis ancestras, pero sobre todo la suya, que no era poca. Mi bebé también recibió su beso y su fuerza, y su paz. Por eso, cuando hablo de ella digo que tengo una abuela que ya no está, pero que siempre está. Siempre, siempre.

Los ritos de paso son ceremonias o actividades que se realizan para simbolizar momentos de transición. Por ejemplo, en las etapas vitales, de la infancia a la adolescencia.

El parto representa el cambio de piel de la mujer que eras a aquella en la que te conviertes.

Puedes verlo como una ceremonia en la que se materializa la transformación que iniciaste durante el embarazo.

Continuemos, entonces, con el proceso del parto desde una perspectiva fisiológica y emocional, más allá de este viaje extático. En el momento en el que te administran oxitocina exógena (en forma de medicamento), tu criatura y tú dejáis de producir oxitocina y endorfinas propias, y la vivencia del parto es distinta. Ni mejor ni peor. Aprovecho para aclarar que la forma de parir no te define como madre. Sin embargo, es muy importante que tengas acceso a información veraz y completa, y que te comuniquen las ventajas y las consecuencias de cada intervención para que puedas decidir.

Cuando vas llegando a la recta final del parto se produce un impasse. Sientes un cambio: un «no puedo más», un «no lo voy a conseguir», un «me hundo», que antecede al momento del expulsivo. Se produce, entonces, un cambio en la liberación de oxitocina. Entran en escena las catecolaminas, encargadas de generar un estrés sano que ayudará a las contracciones finales que facilitan que tu bebé salga y que, asimismo, la mantendrá en un estado de alerta tranquila para que os podáis reconocer una vez que haya nacido.

Nuestro sistema nervioso, en especial el «cerebro mamífero», está especialmente preparado para detectar las amenazas de forma extraordinariamente rápida, y así poder reaccionar con agilidad y ponernos a salvo. Esa detección es tan sutil que a veces ni nos damos cuenta hasta que hemos reaccionado.

Vamos a ver qué está en tus manos y en las de las personas que te van a acompañar para sentir mayor seguridad y calma.

SEGURIDAD Y CALMA DURANTE EL PARTO

Lo que vamos a tratar ahora son sugerencias que te pueden servir, pero que, a su vez, pueden jugarte una mala pasada si te aferras a cumplirlas todas. Sobre todo porque no estarán al cien por cien bajo tu control. Como ya hemos visto, el parto también va de soltar.

Plan de parto

Como hemos explicado, es un documento donde puedes reflejar todas tus preferencias y expectativas. No es vinculante; en cualquier momento puedes cambiar de opinión. Crearlo antes te permite hacer un recorrido por algunas de esas situaciones hipotéticas que pueden ocurrir. Después, la realidad supera todo lo que hayas podido imaginar, pero te será de ayuda tener una idea de la línea que te gustaría seguir.

El lugar donde darás a luz

Hay hospitales públicos, clínicas privadas, comadronas que te atienden en casa y casas de partos públicas y privadas. Sé que no todas tenemos la oportunidad de elegir el lugar en el que queremos dar a luz, pero ojalá pudiera ser así. Ojalá la situación económica no nos limitara.

Sea como sea, siempre puedes solicitar una visita para conocer el lugar que te interese y, por supuesto, hacer todas las preguntas que creas necesarias. Por ejemplo:

- Porcentajes de cesáreas, de episiotomías, de partos fisiológicos, de intervenciones, ratio de matronas...

- Número de personas que te pueden acompañar; si pueden acompañarte en caso de cesárea.

- Opciones para la gestión del dolor en el parto.

- Protocolos de atención al parto y de lactancia materna.

- Libertad de movimiento durante el parto.

- Si la dilatación y el expulsivo pueden ser en el mismo lugar.

Además, aunque te pueda parecer algo sin importancia, la calidez del lugar también va a facilitar que te sientas segura. Ten en cuenta que las experiencias a las que tenemos asociadas el hospital suelen estar relacionadas con la enfermedad. ¿Quién, cuando piensa en un hospital, no recuerda esa luz artificial y fría, los sonidos metálicos o el característico olor?

Las arquitectas Marta Parra y Angela Müller iniciaron hace más de una década un proyecto para adecuar los espacios destinados al parto de modo que transmitan amabilidad, que inviten a las madres a sentirse libres y tranquilas. Conocer la fisiología y la implicación emocional del parto es una prioridad para adecuar dichos espacios.

Quienes dan a luz en casa (por elección propia) tienen la ventaja de sentir esa calidez de su hogar.

Por otro lado, las casas de partos, de reciente creación en España, tienen la ventaja de que cuidan este ambiente simulando la habitación de un hogar. Además, son gestionadas exclusivamente por matronas. Los datos de distintos estudios demuestran que son una garantía de partos menos intervenidos y experiencias mucho más positivas.

Personal médico

Depende mucho del lugar donde vayas a dar a luz, de si es público o privado, del país en el que te encuentres... En la mayoría de las ocasiones, a no ser que hayas contratado un parto en casa, no sabrás qué personas te atenderán cuando llegues al hospital. Que el personal médico te acompañe de forma adecuada es importante. En primer lugar, porque te permitirá sentir seguridad y así entregarte al proceso en el que fluirá la oxitocina. En segundo lugar, para que, una vez que te entregues, no seas interrumpida por la percepción de estímulos amenazantes. Así, marcará la diferencia que te hablen en un tono de voz adecuada, que te traten de igual a igual, que te expliquen con detalle, que limiten las intervenciones a las estrictamente necesarias y no cuestionen tus decisiones, que respeten tus tiempos, que sus miradas sean compasivas, que cuiden de tu intimidad, que no irrumpan bruscamente, que se presenten al entrar en la estancia, que pidan permiso antes de realizarte cualquier intervención, etc.

Soy consciente de que una sobrecarga de trabajo y unas malas condiciones laborales, incluida la presión por la jerarquía que hay dentro de los hospitales, influyen en la forma de acompañar. Para el personal, atender partos es su día a día, pero nosotras pasaremos por allí muy poquitas veces; en ocasiones, solo una. No deben olvidar bajo ningún concepto que están acompañando a mujeres cuya vulnerabilidad se encuentra a flor de piel.

Acompañante

La persona que va a acompañar el parto debe estar también preparada para lo que va a suceder. Ya sea tu pareja, madre, hermana, etc., no es tarea fácil saber qué lugar ocupar, especialmente si no tienen conocimientos sobre la fisiología y las emociones del parto, tus deseos y expectativas, los métodos para aliviar el dolor… Es necesaria una espectadora atenta, capaz de sentir empatía, de acompañar pacientemente y de actuar cuando sea el momento. Y para eso es importante que durante el embarazo haya habido una preparación conjunta e individual donde se haya generado espacio para el diálogo.

La preparación de tu pareja para el parto y el posparto es una oportunidad de crecimiento personal donde no debería faltar por su parte una revisión de distintas ideas:

- Cuál es su concepción del parto, qué relatos le han llegado, que escenas de la ficción la han marcado, qué experiencias previas ha tenido (si ya tiene hijas)…

- Cómo fue su propio nacimiento.

- Si se siente más cómoda actuando, en el hacer, o, por el contrario, observando con atención.

- Cómo se siente en un ambiente de hospital o en la comunicación con el personal médico. ¿Es capaz de transmitir las necesidades de su pareja, de frenar una intervención no necesaria?

- ¿Qué cree que necesita una recién nacida? ¿Qué cree que necesita una madre que acaba de dar a luz?

Responder a todas estas preguntas le dará a tu acompañante la oportunidad de remar en tu misma dirección, porque podrá averiguar qué áreas trabajar (por ejemplo, con una psicóloga perinatal) a fin de desempeñar el mejor papel posible.

También es una oportunidad para valorar la presencia de una doula, que permitiría a tu pareja centrarse en aportar una mirada amorosa, cómplice, segura, cariñosa…, lo cual ya es muchísimo.

Doula

También las puedes conocer como «guardianas del nacimiento», «guardianas de la vida» o «guardianas de la maternidad». Son conocedoras y acompañantes de procesos relacionados con la sexualidad de las mujeres: embarazos, partos, pospartos, lactancias, menstruación, climaterio, pérdidas gestacionales… Su labor no es médica, no sustituye a ningún rol; más bien ocupan el suyo en coordinación con matronas y con pareja (o acompañante). Prestan información, apoyo físico, emocional y espiritual.

La doula se encarga de velar por las decisiones que has tomado; por eso previamente debe haber diálogo, debes sentirte cómoda, en confianza mutua y sólida con ella. La doula aporta una presencia calmada, serena. Con su figura recuperamos ese sostén que ancestralmente encontrábamos cuando las mujeres cooperábamos, tejíamos red. Ella se ocupará de preservar tu intimidad, de ser puente en la comunicación con el personal médico (si es necesario), de tareas logísticas, de proponer herramientas para el alivio del dolor adaptadas a ti, porque te conoce.

En muchas ocasiones, solo te permiten entrar acompañada de una persona, por lo que tendrás que elegir entre acompañante y doula.

Meditaciones

La meditación es una práctica mental que nos permite observarnos a nosotras mismas con curiosidad, sin juzgar. Cuando esto ocurre, se producen cambios en todo nuestro cuerpo que se reflejan en nuestro estado emocional. El sistema nervioso se regula, y disminuye por tanto la sensación de alerta e hiperestimulación. Por eso, si conviertes la meditación en un hábito, te va a resultar mucho más fácil desengancharte de todos esos pensamientos catastrofistas que ya hemos visto que aparecen para protegerte, pero que no están siendo útiles en ese momento. En el parto, el hábito de meditar te permitirá mantener la calma para que puedan fluir la oxitocina y las endorfinas.

Quizá hayas oído hablar de una herramienta que cada vez va ganando más protagonismo: el hipnoparto. En este caso, se utilizan visualizaciones guiadas por ti misma o una facilitadora, en las que se acude a la imaginación para crear imágenes mentales que te aportan calma. Por ejemplo, visualizar cada contracción como una ola que viene y va.

Mi experiencia en consulta con este tipo de meditaciones me ha demostrado que generan mucha tranquilidad, pues consiguen que la mujer y su pareja sientan mayor complicidad, confíen en el proceso y conecten con el parto cuando lo recreamos. También fomentan el vínculo con la bebé.

Parto en movimiento

Aunque hemos normalizado parir en horizontal con las piernas apoyadas en esas extrañas articulaciones de las camas de parto, la postura fisiológica es otra. Es aquella que favorece la gravedad, como ponerse en cuclillas o en cuatro patas. Hoy en día se sigue dando a luz en horizontal, a pesar de la evidencia científica, porque es lo más cómodo para la persona que atiende el parto.

La evidencia nos muestra que es mucho más efectivo para la madre y para la bebé poder cambiar de postura. A esto lo llamamos movimiento libre. Es una herramienta imprescindible para acompañar la incomodidad de las contracciones y facilitar los pujos. También lo es para facilitar el trabajo de la bebé.

Escucha tu cuerpo

Será el propio cuerpo el que intuitivamente nos guíe durante el parto, pero recomiendo mucho trabajar esa escucha desde el embarazo, porque vivimos en una sociedad donde no se fomenta la conexión con el cuerpo. Nos suele resultar bastante molesto. El trabajo corporal te permite aprender a escuchar tu organismo, cómo se comunica contigo, cómo te habla de lo que necesita… para que puedas ofrecérselo.

Hay profesionales, terapeutas corporales y doulas que ofrecen herramientas maravillosas para que puedas aprovechar el potencial del cuerpo, entre las que se encuentra el trabajo con la voz en las distintas etapas del parto, o el uso del rebozo (técnica tradicional mexicana en la que se emplea un fular para movilizar la pelvis y los músculos).

Historias de parto positivas

Busca relatos positivos para contrarrestar todas esas historias sesgadas y mitos que te han ido llegando y que van dejando su poso. Es una oportunidad para acercarte a esas otras experiencias y sentirte más empoderada, capaz, segura. Puedes hacerlo en directo, en grupos de madres, viendo vídeos (te sorprenderá la cantidad de vídeos emocionantes que puedes encontrar) o leyendo relatos sobre partos.

Elementos que te anclen con lo que para ti es importante

Ya hemos mencionado la importancia de las instalaciones cuando damos a luz, pero hay algunos detalles que puedes aportar tú misma para personalizar ese espacio, para hacerlo más tuyo.

Por ejemplo, puedes crear afirmaciones positivas o mensajes que te ayuden a sentirte más empoderada, conectada y segura. En internet encontrarás muchísimos ejemplos, pero te invito a que los crees tú misma, porque serán mucho más significativos para ti. Para ello, conecta con lo que para ti es importante durante el parto y en la vida, piensa qué esperas, cómo te gustaría recordarlo... Pueden ser afirmaciones escritas o ilustraciones.

Anímate a crear tu propia lista de reproducción o a llevar la que hayas utilizado durante el embarazo. No es necesario que sean canciones o mantras específicos para el nacimiento si a ti no te dicen nada. ¿Por qué no esa música que te hace disfrutar?

Hay mujeres que llevan su propio kit de aromaterapia. Ojo, infórmate bien, porque no todas las esencias están indicadas. Asegúrate también de que tu acompañante sepa usarlas, porque quizá en ese momento no puedas prepararlas tú o no te apetezca.

También puede servirte algún elemento simbólico que te conecte con el amor o la confianza: una foto, un dibujo que haya creado para ti tu otra hija, el collar que te regaló tu abuela…

En definitiva, te invito a que seas tú la creadora de tu espacio.

Conexión espiritual

Las mujeres que tienen desarrollada su dimensión espiritual pueden encontrar aquí una poderosa herramienta que les servirá durante el parto. Hay un nuevo movimiento espiritual, no asociado a ninguna religión, que aspira a honrar los procesos de las mujeres. Como el patriarcado los ha invisibilizado y denostado, pretende resignificarlos, es decir, volver a ponerlos en valor.

Quienes se entregan a esta certeza de sentirse conectadas con algo intangible pueden confiar en el sostén de la madre tierra, pedir asistencia a una o varias guías espirituales o ancestras, sentir la potencia de lo colectivo evocando la fuerza de todas las mujeres que están dando a luz a la vez, evocar la fuerza de un arquetipo de diosa…

Como hemos dicho, es muy complicado e incluso poco recomendable que pretendas hacerte cargo de todo esto, además de injusto. Injusto porque deberíamos poder entregarnos con tranquilidad al proceso sin tener que revisar datos de intervenciones e instalaciones, porque debería haber muchas más casas de parto o que los partos en casa fueran una opción más dentro del sistema público, porque no deberíamos estar en guardia para que nuestro plan de parto se respetase…

Para entender esto, es importante que volvamos la vista atrás, que conozcamos la historia de los partos y las parteras, y veamos cómo el patriarcado se encargó de arrebatarnos la soberanía sobre nuestros procesos.

BREVE HISTORIA DE LOS PARTOS Y LAS PARTERAS

Hubo un momento en la historia de Occidente en el que las comadronas comenzaron a ser consideradas mujeres peligrosas. Fue a principios de la Edad Moderna, cuando dio inicio la caza de brujas. Durante los siglos XVI y XVII se persiguió y condenó a miles de matronas, curanderas, sanadoras y, en definitiva, a cualquier mujer que representara una amenaza para el poder por su sabiduría.

Hasta entonces, las matronas habían desempeñado un papel muy importante en la sociedad: eran las encargadas de la salud sexual y reproductiva femenina y de brindar cuidados a las personas enfermas de la comunidad. Sus saberes se transmitían a a través de la experiencia, por medio de la tradición oral y la observación, entre mujeres, y de generación en generación.

En un intento de arrebatar a las mujeres la sabiduría sobre sus cuerpos, la reproducción y su sexualidad, se fue limitando cada vez más la labor de las matronas. Mientras tanto ganaban terreno los médicos (varones), con una formación eminentemente teórica y limitada por la visión de la Iglesia. Aquí podemos encontrar el origen de esa gran división entre la medicina «científica», ejercida por varones, y la medicina empírica, es decir, basada en la experiencia, ejercida por mujeres.

De esta manera, en el siglo XVII, en Occidente, los varones empezaron a atender partos en los hospitales y el control reproductivo pasó a ser un asunto de Estado, cuya lógica se basaba en que, a mayor natalidad, mayor mano de obra. Con la irrupción de los médicos, cambió la forma en que las mujeres daban a luz. Comenzaron progresivamente la medicalización de los partos y las intervenciones innecesarias, entre las cuales se encuentra la postura horizontal para dar a luz y el uso de instrumental de forma indiscriminada.

Durante todo ese tiempo fue tomando fuerza la visión del parto como algo patológico y potencialmente peligroso, lo que se refleja directamente en la tendencia a despojar a las mujeres del control de sus partos. Esta circunstancia sentó las bases de una violencia que, hoy en día, se sigue normalizando (e incluso negando), a pesar de los reclamos de millones de mujeres alrededor del mundo, madres con un gran dolor emocional cuyas experiencias de parto han dejado y dejan mucho que desear.

En 2019, un informe especial de la ONU hacía visible lo que

durante tantos siglos se ha normalizado: el maltrato durante la atención a los procesos reproductivos de las mujeres y al parto. Esto tiene un nombre: violencia obstétrica.

LA VIOLENCIA OBSTÉTRICA

La violencia obstétrica, que se enmarca dentro de la violencia de género, es el maltrato físico y psicológico que se ejerce contra las mujeres durante la atención a los procesos relacionados con nuestra salud reproductiva. Es decir, durante la concepción, el embarazo, el parto y el posparto, pero también durante los abortos.

Como hemos visto, la violencia obstétrica no es nada nuevo, sino que hunde sus raíces en la consideración de las mujeres como seres inferiores, ciudadanas de segunda, entes pasivos. Igual que hace años muchos otros tipos de violencia hacia nosotras pasaban desapercibidas y no era extraño encontrar anuncios de televisión en los que se normalizaban los golpes a la esposa dentro del matrimonio, hoy en día la violencia obstétrica también es normalizada, hasta el punto de que muchas mujeres salen de sus partos con la sensación de que algo no está bien, pero son incapaces de poner nombre a lo que les ha ocurrido.

Nos han querido convencer de que el auténtico éxito de un parto se basa en que mamá y bebé estén vivas, sin importar a qué coste ni cómo se encuentren emocionalmente.

Hemos ido interiorizando ese discurso bajo el pretexto de que las profesionales médicas son las que saben. En esa jerarquía que se presenta entre ellas y nosotras se crea una relación de desigualdad que sirve como herramienta, junto con el miedo, para hacernos sentir que no tenemos poder sobre nuestros cuerpos y decisiones. Así es más fácil que aceptemos pasar por protocolos que poco tienen en cuenta las diferencias entre unas y otras.

> Sonia tenía pánico a las agujas. Cuando llegó al hospital para dar a luz explicó que prefería no ponerse la vía, que no se iba a sentir cómoda sabiendo que la tendría puesta en el brazo. Las enfermeras, además de negarle su petición alegando que «allí se hacía así», le minimizaron en tono de burla su miedo, lo que hizo que Sonia se sintiera pequeñita y más vulnerable aún, además de que interfirió en su confianza hacia el personal médico durante el parto.

Decíamos que este tipo de violencia puede ser física o psicológica:

- **Física**, cuando se llevan a cabo procedimientos innecesarios, invasivos o incluso desaconsejados por la Organización Mundial de la Salud, que no tienen en cuenta los ritmos naturales del embarazo y el parto. Por ejemplo, tactos vaginales bastante continuados y realizados por distintas profesionales; uso de fármacos sin justificación (algunos sin tan siquiera evidencia científica, como la administración de haloperidol con dolantina); uso de fórceps didácticos (sin indicación, para que las estudiantes aprendan); intervenciones sin consentimiento (como Hamilton), desaconsejadas por la OMS (como Kristeller) o innecesarias (episiotomías indiscriminadas).

- **Psicológica**, cuando se da un trato despectivo o humillante, que nos infantiliza y nos discrimina. Como suele pasar con la violencia psicológica, a veces es más visible (como el uso de vejaciones) y otras más sutil. Cuanta más visibilidad le demos, menos desapercibida pasará. Algunos ejemplos son omitir información que impide tomar decisiones, mentir sobre la evolución del embarazo o el parto, faltar al respeto a las creencias y la cultura de las mujeres, impedir la presencia de la pareja o acompañante, emplear lenguaje que humilla, no respetar el derecho a la intimidad entrando y saliendo o dando paso a estudiantes sin pedir consentimiento, no facilitar el uso de objetos (como gafas o audífonos) que nos permitan estar presentes con nuestros cinco sentidos en lo que sucede, mantener conversaciones entre profesionales sobre cosas externas a lo que está ocurriendo, no respetar el tiempo de piel con piel con la recién nacida…

Ya sabemos lo poderosa que es nuestra mente para esbozar situaciones imaginarias futuras que nos hacen sentir miedo. A veces, con una mínima alerta, nuestra mente vuela allí. Imagina si alguien te hace sentir que tu bebé corre peligro... ¿Acaso no harías lo que fuera necesario para mantenerla a salvo?

El miedo, que ha sido siempre una herramienta de control social, se usa en estos casos para que tomes decisiones que te acercan a las opiniones del personal médico más que a tus necesidades.

Entremezcladas con el miedo, se generan una serie de reacciones, como la inseguridad, la sensación de incapacidad, la indefensión o la pérdida de control. Todas ellas dificultan la dilatación y el proceso de dar a luz.

Claudia rechazó una inducción, pero cada vez que iba a monitores tenía que soportar la presión de una matrona que sembraba la duda sobre el peligro que suponía para su bebé. Junto al miedo acechaba la culpa, que la hacía sentirse egoísta o caprichosa. Al final, tras uno de estos comentarios, se derrumbó y, en lugar de volver a casa, se quedó allí para inducir el parto. Con la inducción se produjo lo que se llama «cascada de intervenciones»: rotura de la bolsa, administración de oxitocina sintética y de epidural y, finalmente, cesárea.

En consulta desgranamos todas las emociones que había sentido durante el nacimiento de su hijo. Algunas de ellas persistían dos años después. Entre ellas estaban la culpa, la vergüenza, la rabia y la impotencia.

Soy consciente de que exponer la violencia obstétrica no genera precisamente seguridad. Me encantaría poder hablarte únicamente sobre tu capacidad para dar a luz, sobre lo poderosa que te puedes sentir o sobre el vínculo tan maravilloso que se crea cuando las condiciones lo permiten. Sin embargo, es necesario

llevar la mirada a este tema tan espinoso porque solamente seña-
lándolo vamos a poder generar la presión suficiente para cambiar
el modelo hacia otro más humanizado, como el de Inglaterra u
Holanda. Por eso, y porque la información es poder; porque,
además, la Ley de Autonomía del Paciente te garantiza el derecho a dar tu consentimiento a todas y cada una de las intervenciones, a recibir la información con todas las opciones posibles
para que puedas decidir, a negarte a cualquier intervención y a
que tu plan de parto sea recibido y estudiado.

Vamos a centrarnos, a continuación, en las consecuencias psicológicas que tiene la violencia obstétrica sobre nosotras.

EL PARTO TRAUMÁTICO

El riesgo de la violencia obstétrica, además de físico, es el de
experimentar un parto traumático que conlleve una **herida emocional**. «Trauma», con todo lo que impone esa palabra, es el
concepto adecuado para definirlo, aunque de primeras te genere
rechazo.

Antes de seguir, debo aclarar que un parto traumático puede
darse aunque no haya habido violencia obstétrica, simplemente
por las características de urgencia que pueden presentarse en un
pequeño porcentaje de partos. Es posible, también, que haya exis-
tido violencia obstétrica y el parto no se haya experimentado de
forma traumática. Y es que el parto traumático es subjetivo. Es
decir, solamente tú, que has dado a luz, puedes determinar si tu
parto ha sido o no traumático.

Para la investigadora Cheryl Beck, el parto traumático viene determinado por un acontecimiento que ocurre durante el proceso de dar a luz y que interpretas como un peligro, una amenaza de daño o de muerte tuya o de tu criatura; una situación que experimentas con intenso dolor, impotencia, pérdida de control y terror. Las consecuencias pueden presentarse en forma de síntomas del llamado «trastorno de estrés postraumático» (TEPT). Hay investigaciones que arrojan datos tan alarmantes que deberían estar movilizando a toda la comunidad sanitaria para reevaluar la forma en que se atienden los partos. Algunos estudios determinan que hasta un 33 por ciento de las madres llegan a presentar síntomas de estrés postraumático. Es decir, aunque no cumplan todos los requisitos para que se les diagnostique TEPT, sí que tienen síntomas compatibles.

Veamos los síntomas que puedes experimentar si has tenido un parto traumático.

Ambivalencia emocional

Te recuerdo que es el fenómeno que se produce cuando sientes simultáneamente dos emociones que, *a priori*, parecen contradictorias. Así, puedes estar profundamente triste por cómo fue el parto y a la vez agradecida por tener a tu bebé.

Es muy típico que las personas de tu alrededor intenten darte mensajes de ánimo que, sin querer, invalidan tu dolor, algo que puede hacerte sentir aún más culpa, puesto que, tal y como vimos al hablar del embarazo, se espera de nosotras que experimentemos unas emociones muy concretas. Cuando estas expectativas (que también solemos tener nosotras mismas) no se cumplen, nos sentimos malas madres. Recuerda que eres humana y tienes derecho a experimentar todo el abanico de emociones. La tristeza, el enfado o la decepción no te hacen ser menos agradecida.

Revivir tu parto

Llegan a tu mente recuerdos, pensamientos o imágenes que irrumpen de forma abrupta, en forma de flashbacks. A veces se trata incluso de sonidos y olores. Pueden aparecer por sí solos o ser desencadenados por algo externo que los reactiva; por ejemplo, ver la bolsa que llevaste al hospital.

Asimismo, también pueden aparecer fragmentos de tu parto en pesadillas. En estos casos, la parte inconsciente de tu mente estaría tratando de dar sentido a algo que no puedes entender. Esto puede generarte mucha angustia.

Necesidad de hablar sobre el parto

Algunas madres describen una especie de «obsesión» por hablar sobre ello una y otra vez. También puede que necesiten recopilar información, preguntar su opinión a distintas profesionales, buscar en internet… En definitiva, es una inversión de energía para entender qué es lo que sucedió.

Por el contrario, en ocasiones se olvidan momentos del parto, lo que puede obedecer a un mecanismo de defensa de nuestra mente para protegernos del dolor emocional. En estos casos, la inquietud por saber qué sucedió puede ser abrumadora.

Sensación de desconexión con tu bebé y con el entorno

Es como si vivieras en otra realidad y te costara procesar lo que estás experimentando. Puedes sentirte una observadora externa de tu cuerpo o tener una sensación de irrealidad, lo que afecta a la relación con tus vínculos: tu bebé, tu pareja, tus familiares…

Desconfianza hacia el sistema médico

Las personas que se suponía que estaban para acompañarte con sus cuidados te trataron mal. El problema se presenta porque en los meses posteriores al parto hay un contacto bastante estrecho con otras profesionales de la salud, como la pediatra o la enfermera pediátrica.

El hecho de haber sentido que tu parto escapaba a tu control, que no podías hacer ni decir nada para cambiar el curso de los acontecimientos, te puede bloquear en las interacciones con el personal médico, como si no fueras capaz de reaccionar ante sus indicaciones o de reflexionar de forma crítica sobre la información que te dan.

Esto genera una frustración mayor cuando tienen que hacer a la criatura alguna intervención con la que no estás de acuerdo, ya que es muy difícil frenarla o pedir que la realicen de otra forma. A este fenómeno lo llamamos indefensión aprendida.

Culpa

Te sientes culpable de lo que pasó. Tu mente vuelve una y otra vez a revisar qué podrías haber hecho distinto, dónde fallaste, y se cuestiona por qué a ti, qué has hecho para merecer eso. La culpa se hace mayor cuando piensas en tu bebé, en la bienvenida al mundo que recibió. Te preguntas por qué, siendo tú la persona que debería luchar por ella, no hiciste algo más.

Quiero decirte que tú no debías luchar por nadie. Un parto no es un acontecimiento para luchar, sino todo lo contario. Tú no merecías ese trato. Y aquí tengo que retroceder unos párrafos, al punto donde te decía que la información es poder. Si bien es cierto que tener información te da cierta ventaja, no quiere decir que te haga responsable de evitar esa violencia. Afirmar esto sería como culpabilizar a la víctima de un robo por sacar la cartera de casa. La responsabilidad última recae sobre la persona que roba, nunca sobre la víctima.

A mí misma me sucedió en el primer parto. En la parte final estaba tan agotada, me sentía tan derrotada, que no pude decirle a la enfermera que se apoyó en mí para presionar mi barriga con todo su cuerpo que se quitara de encima. Sabía que la maniobra de Kristeller estaba desaconsejada por la OMS, pero simplemente no pude decir nada. Los meses posteriores me machaqué mucho por ello.

Vergüenza

Esta es una emoción muy compleja. Aparece cuando nos juzgamos y cuando nos sentimos juzgadas. Detrás de esa vergüenza que puedes estar experimentando hay una voz crítica que te señala, que te recrimina duramente y que puede llevar a que te mantengas aislada, sin compartir con nadie cómo viviste el parto y cómo te sientes actualmente.

Enfado con el sistema médico, con tu acompañante, con tu cuerpo

Crees que tu acompañante podría haber hecho algo para ayudarte y que algo ha fallado en tu cuerpo. Muchas madres, tras una situación semejante, y sobre todo si ha habido cesárea, llegan a sentirse poco femeninas, como si no hubieran cumplido con su papel como mujeres.

Problemas para mantener relaciones sexuales

El parto es un hito más de nuestra vida sexual, que continúa transformándose durante el posparto, tal y como veremos. La violencia obstétrica es descrita por muchas mujeres como una violación, puesto que está presente la sensación de haber perdido el control sobre su cuerpo, de haber sido invadidas sin consentimiento o de haberse sentido expuestas. Hasta tal punto esto es así que se han encontrado similitudes entre los discursos de las víctimas de violación y las de violencia obstétrica.

Las consecuencias físicas, como las episiotomías o las incontinencias urinarias o fecales, también afectan a la confianza y a la vida sexual de las mujeres.

Problemas con la lactancia

El parto traumático suele dificultar el establecimiento de la lactancia. Cuando sientes que te han robado el parto, te aferras a la lactancia como esa oportunidad que te queda para sentirte dueña de tus procesos, para demostrar(te) que puedes hacerlo, para encontrar un oasis de paz y conexión. Otras veces se convierte en una lucha por hacer que funcione o trae recuerdos dolorosos del trato en el hospital.

Infertilidad secundaria

Bien porque decides no tener más hijas por el miedo a atravesar un parto similar, bien porque el parto te dejó secuelas físicas que lo impiden.

Otros síntomas que pueden acompañarte son irritabilidad, problemas para dormir (poco o en exceso), problemas a la hora de comer (poco o en exceso)… Es posible que experimentes estos síntomas de forma inmediata, pero también cabe la posibilidad de que seas más consciente de ellos con el paso del tiempo, cuando las circunstancias te permitan profundizar más en ti misma. El posparto es un periodo de adaptación en el que mamá y bebé se reconocen, donde el instinto de cuidados maternales es tan fuerte que la prioridad es «sacar adelante a la criatura». Una vez que la adaptación se ha producido y queda ese espacio para mirar hacia dentro, empieza a aflorar lo que la mente había guardado prudentemente. Asimismo, el aniversario del parto es una fecha clave que te lleva inevitablemente a recordar aquel día; la sensibilidad aumenta, por eso muchas madres llegan a consulta cuando se va aproximando la fecha del cumpleaños de su hija, que se experimenta con una sensación agridulce.

También es posible que sea tu pareja quien presente síntomas que encajan con el estrés postraumático tras haber sido testigo del parto, con sentimientos grandes de culpa, vergüenza e impotencia.

SANAR EL PARTO

¿Podríamos decir que el parto es algo que se sana? No creo que sea posible volver a un punto de inicio y hacer como si nada hubiera ocurrido; no puedes borrar de un plumazo tu experiencia durante el parto. Lo que sí puedes es aprender a acompañarte, a regular tu sistema nervioso, a trabajar todas esas creencias que te hieren, a cuidar tu cuerpo para que vuelva a sentirse tranquilo.

Cuando hablo de sanar, en realidad me refiero a **resignificar**.

Resignificar, en psicología, quiere decir dar un nuevo significado a una experiencia dolorosa que genera angustia y que se lleva mucha de nuestra energía.

Cuando la transformamos, podemos ver la experiencia con otra mirada donde la angustia no predomina.

Pero esto requiere tiempo y trabajo. Te aconsejo que para sanar la herida emocional de tu parto cuentes con una psicóloga perinatal que pueda estar a tu lado, que te acompañe de manera individualizada, porque, aunque haya puntos en común, es sorprendente la forma que adopta el proceso de reparación psicológica de cada mujer.

Adriana llegó a consulta cuando su bebé tenía dos años. Venía de una experiencia de parto traumática donde sentía que no se había respetado su proceso. Fue infantilizada hasta el punto de no tener control sobre lo que sucedía. Le dolía la ausencia de información y de consentimiento sobre las intervenciones que se le fueron practicando, entre ellas episiotomía, fórceps y una intervención de urgencia horas después del parto, todas las cuales le dejaron secuelas físicas profundas. Se sentía muy decepcionada con el sistema médico, que no solo le falló en su atención al parto, sino en el diagnóstico y apoyo a la recuperación de las consecuencias que sufrió sobre el suelo pélvico.

En las primeras sesiones hablamos mucho sobre el parto, sobre el maltrato que experimentó. Validé su experiencia, dándole el espacio para que ella también pudiera poner nombre a lo que había vivido.

Con el paso del tiempo, ella misma fue tomando iniciativas de una forma muy orgánica. Comenzó a poner fin a visitas médicas que le quedaban pendientes con distintas profesionales. A cada una de ellas les contó lo maltratada que se había sentido durante el parto y cómo la forma de atenderla en sus consultas la había revictimizado. Les habló sobre dar la información completa, mirar a los ojos al hablar, no ningunear, no tratarla como a una niña...

A veces encontró respuestas «muy humanas» de personas que se disculpaban y daban explicaciones. Otras veces lo que recibió fueron excusas que se escondían tras un «lamento que te hayas sentido así», algo que le causaba enfado, pues escudarse en que su sentir era subjetivo era una forma de quitarle importancia.

Adriana recuperó la confianza en sí misma. Pudo alzar la voz. Y la sigue alzando, en nombre del feminismo, allá donde puede cambiar las cosas, donde encuentra desigualdades.

Como ves, el trabajo que se puede hacer es único, como lo somos cada una de nosotras. Mientras esperas a encontrarte preparada para iniciar el tuyo, te dejo una serie de sugerencias que pueden ayudarte.

Reconoce y abraza tu herida

A veces lo que más cuesta es poner la mirada en lo que nos ha pasado, darnos cuenta de que realmente hemos vivido una situación dolorosa en un momento de vulnerabilidad. La vergüenza o la culpa pueden suponer un obstáculo para admitir tu herida emocional, pero ese es el primer paso para curarla. Da igual cuánto tiempo haya pasado. Ya sabemos que a veces la mente nos protege y nos evita ser conscientes de determinadas circunstancias. Si es ahora cuando te has dado cuenta es porque ahora estás preparada para trabajar sobre ello.

Encuentra a las personas adecuadas para que te acompañen en este proceso

Y no solo me estoy refiriendo a tu psicóloga; me refiero fundamentalmente a tu entorno. Hay que ser muy valiente para mostrarse vulnerable. La vulnerabilidad conlleva reconocer tu humanidad, la posibilidad de ser herida. Si eres una mujer que se identifica mucho con un concepto de fortaleza, si eres tú quien cuida a las demás personas, quien ayuda y quien puede con todo, quizá te resulte difícil esta parte, pero es fundamental contar con personas a las que les puedas contar tu situación. También lo es elegirlas con sabiduría, tarea nada fácil, puesto que su gran papel es el de la escucha. Piensa en quién puede prestarte oídos sin invalidar tus emociones, quién te va a escuchar sin emitir juicios.

Narra el parto

Dice Ibone Olza, psiquiatra perinatal, divulgadora y activista pionera por los derechos de las madres y las criaturas, que uno de los mejores regalos que puedes hacerle a una mujer que ha dado a luz es escuchar su relato sobre el parto con detalle. Cualquier madre necesita narrar para poder integrar la experiencia que ha vivido durante el parto, más aún si ha sido traumático, porque, cuando compartes tu parto, comienzas a recolocar la vivencia.

Por eso solemos contarlo a la mínima oportunidad (siempre y cuando no intentemos esconder la herida o negarla, como veíamos antes). Por eso, cuando hemos dado a luz, escuchamos tantos relatos de partos de otras madres que estaban embarazadas al mismo tiempo que nosotras. Bueno, por eso y porque, a mi parecer, sentimos la necesidad de narrar nuestras experiencias, ya que hasta ahora se habían perdido los espacios para poner palabras a la diversidad de vivencias de las madres.

Es posible que escuchar otros relatos te lleve a sentir frustración, pena y enfado porque esa vocecilla a la que podemos llamar «jueza interna» te lleve a compararte con ellas. Y, a continuación, sentirte culpable por no ser capaz de alegrarte por las demás.

Hay espacios de madres donde se tratan estos temas con un cuidado especial porque son guiados por psicólogas. Si estás con un grupo de embarazadas, por favor, cuida de ellas intentando no contarles los detalles de tu parto. Quizá ellas no quieran escuchar lo que puede ir mal. No se trata de negar la existencia de la violencia obstétrica, por ejemplo, sino de que esa información tiene que llegarles en el momento y la forma adecuadas.

Además de narrarlo verbalmente, te recomiendo que lo escribas tal cual te surja, sin reescribir mucho, simplemente expresando todo lo que te vaya viniendo. No des importancia a la estructura o los saltos temporales, porque más adelante puedes volver a escribirlo. Con el tiempo, vas a poder ir comparando la evolución de esos relatos. Te darás cuenta de que la narración va mutando a medida que vas sanando.

Creo que cualquier expresión creativa puede servirte también para este trabajo. Quizá quieras pintarlo, bordarlo o incluso danzarlo.

Canaliza tu enfado

Solemos asociar enfado con agresividad, pero no tiene por qué ser así. El enojo es una emoción muy movilizadora. Es decir, te impulsa a moverte ante injusticias. Puedes escribir una reclamación a tu hospital, al defensor del paciente e incluso al colegio de enfermería exponiendo tu experiencia. Hazlo por lo liberador que resulta y porque quienes te trataron mal recibirán al menos una llamada de atención que quizá los lleve a cuestionarse sus métodos. Sin embargo, te aconsejo que tus expectativas no estén centradas en la respuesta que recibas, sino en el mismo acto de expresar tu vivencia, tu sentir.

Trabaja el vínculo con tu bebé

Hazlo a través de herramientas que favorezcan la conexión, como aprender a realizarle masajes acompañada por una profesional. El tiempo que pases con ella te servirá para conocerla más y sentirte más segura en tu papel como madre.

Aprende a cultivar la compasión

La compasión es una herramienta extraordinaria que solemos utilizar en terapia para trabajar la culpa, la vergüenza, la ira y todas esas emociones tan necesarias, pero tan incómodas cuando nos quedamos instaladas en ellas o cuando, por el contrario, nos afanamos en evitarlas a toda costa. El cultivo de la compasión puedes practicarlo de la mano de tu terapeuta. Necesitaría otro libro para explicarte con detalle cómo hacerlo, pero con lo que sí me gustaría que te quedaras es con un concepto que incluye la compasión y que se llama «**humanidad compartida**». Se refiere a esa conciencia de que formamos parte de algo más grande, que somos seres sociales. Darnos cuenta de que no somos perfectas, de que el sufrimiento forma parte de la vida, de que todas las personas en mayor o menor medida están librando sus batallas, nos permite no sentirnos solas cuando estamos librando las nuestras.

Cuando experimentamos frustración o enfado, a menudo sentimos también que no somos adecuadas, que algo falla en nosotras, como si fuéramos las únicas a las que les ocurre. En el caso del parto, por ejemplo, puede suceder que estés muy decepcionada con el cuerpo. Y no te culpo: a menudo para empoderar a las mujeres también decimos que «tu cuerpo es perfecto, tu cuerpo es capaz, tu cuerpo sabe». Estos mensajes pueden ser muy beneficiosos para anclarte al momento presente, pero, *a posteriori*, pueden hacer daño si el parto no fue respetado, o si las expectativas no encajaron con la realidad.

La humanidad compartida no es un «mal de muchas, consuelo de tontas», sino aceptar y darnos cariño y comprensión, en lugar de machacarnos. Por ejemplo, de la humanidad compartida de muchas mujeres que parieron por cesárea surgió Apoyo Cesáreas en el año 2001. Este foro, más tarde, daría paso a la asociación El Parto es Nuestro. Esas emociones que en un principio pueden parecernos inadecuadas también nos movilizan para crear; podemos canalizarlas hacia algo bueno para el resto.

Justo de cesáreas vamos a hablar a continuación.

LA CESÁREA

La Organización Mundial de la Salud estima que el índice adecuado de cesáreas debería estar entre el 10 y el 15 por ciento. Sin embargo, estos porcentajes distan mucho de los que se practican en España de media, que varían entre comunidades y entre hospitales. También existen diferencias entre hospitales públicos y privados. En España, hay hasta un 70 por ciento más de probabilidad de tener una cesárea en un hospital privado que en uno público. Asimismo, la asociación El Parto es Nuestro denuncia que los días festivos y fines de semana descienden bruscamente los nacimientos debido a las inducciones y cesáreas programadas.

No hay un único motivo que explique este elevado número de cesáreas. Las causas son diversas. Entre ellas, está la consideración del parto como un acontecimiento peligroso o el hecho de que se realizan intervenciones para evitar denuncias por mala praxis. Por el contrario, sabemos que un mayor número de matronas, la calidad de sus condiciones laborales y un mayor número de paritorios disponibles reduce el número de cesáreas. Podríamos seguir nombrando causas, pero el hecho es que se ha normalizado y banalizado una cirugía mayor con las consecuencias físicas y emocionales que entraña. Por lo tanto, no es difícil encontrarse con madres que sienten que su cesárea fue innecesaria, hasta el punto de que se ha popularizado el término inne-cesárea.

Si te han practicado una cesárea, tu vivencia puede variar con respecto a la de otra amiga que también haya tenido un parto por cesárea. Puede que te encuentres reflejada en algunos de los síntomas de los partos traumáticos o que, por el contrario, te sientas agradecida por la intervención. Si este último es tu caso, no tienes por qué sentirte interpelada por las emociones y reacciones que experimentan muchas de las madres que sí perciben una herida emocional; simplemente deja pasar aquellas con las que no te sientas identificada.

Puede que hayas experimentado una especie de *shock* inicial. Te acaban de intervenir. Las palabras «sufrimiento fetal» retumban en tu cabeza. Hace un ratito estabas embarazada y ahora, no sabes muy bien cómo, ya no está dentro de ti. No has podido verla salir ni tampoco hacer piel con piel. Pasó brevemente por tu lado. Al menos alcanzaste a darle un beso. Ahora te queda esperar, separada de ella. Tienes frío. Te sientes sola. Quieres salir de la sala de rehabilitación. Te preguntas: «¿Estará bien? ¿Su madre/padre estará con ella? ¿Cuándo podré verla?».

Necesitamos una transición más amable.

Es comprensible que cuando se trata de una urgencia haya que actuar rápido. Pero sabemos, porque hay hospitales que lo hacen, que se puede actuar rápido y, a la vez, con mucho respeto por el proceso emocional de madres y bebés.

Cuidando algunos detalles, se puede evitar, o al menos minimizar, la herida emocional. Por ejemplo, permitiendo que tu acompañante entre contigo, retirando la cortina para que veas el nacimiento de tu bebé, dejándote puestas las gafas graduadas, que te vayan contando lo que va sucediendo, facilitando el «piel con piel», esperando a que el cordón umbilical deje de latir para cortarlo, evitando separar a tu criatura de ti, favoreciendo la lactancia materna... Sobra decir que depende de cada caso, pero salvaguardar en la medida de lo posible cada una de estas condiciones va a contribuir al vínculo.

Ya sabemos que en el parto intervienen una serie de hormonas que después serán facilitadoras del vínculo con tu criatura. Así, si has podido iniciar tu parto espontáneamente, estas serán de gran ayuda tras la cesárea. Aquí tenemos una de las explicaciones para esa sensación de extrañeza que puede ocurrir en el posparto inmediato cuando no has tenido la oportunidad de que el parto se desencadene de forma natural. Te vuelven pensamientos como: «Me cuesta creer que esta sea mi bebé» o «Sé que es mi hija, pero ¿por qué no puedo sentirla como tal?».

El vínculo puede volverse algo más complejo, aunque el amor sea innegable.

Con el paso de los meses suele mejorar. El contacto físico a través del piel con piel, el porteo y los brazos son grandes herramientas para trabajar la relación. Ahora bien, ten en cuenta que es necesario adaptarlas a tus circunstancias. No siempre vas a poder emplearlas de la forma que querrías, puesto que la cesárea no deja de ser una cirugía mayor que necesita unos cuidados. Por eso el papel de tu pareja y el de las personas que te rodean es tan importante. En la medida en que te apoyen con sus atenciones tanto física como emocionalmente, tú vas a poder sentirte mejor.

Igual que el contacto, la lactancia materna ayuda muchísimo con el vínculo, aunque el establecimiento no está exento de obstáculos. La lactancia, además, ayuda a devolver la confianza en el cuerpo.

Y es que puede haber una pérdida de confianza no solo en el

cuerpo, sino en tu capacidad. Quizá se instale una sensación de fracaso («Si no he sido capaz de parir a mi bebé, ¿qué tipo de madre voy a poder ser?»), que puede venir acompañada de culpa por no haber dado a luz vaginalmente («Mi bebé se merece otra madre») o por no sentir lo que te han dicho que debes sentir («Debería estar más conectada/enamorada/feliz»).

Tu cicatriz será siempre un recordatorio del nacimiento de tu bebé. Es muy simbólico cómo, con el paso del tiempo, con el trabajo adecuado, va adquiriendo un nuevo significado. Por eso recomiendo mucho trabajar con ella. Mírala. Acaríciala. A tu ritmo. Quizá, en algún momento, puedas transformar tu vivencia tanto que se convierta en una herida a la que honrar. O quizá sea suficiente con que aceptes que forme parte de tu cuerpo y de tu vida.

Tu herida emocional también irá cambiando. El cumpleaños de tu hija o el momento de pensar si la familia aumenta pueden reactivarla. Como siempre te recomiendo, es positivo para ti poner nombre a todas las emociones que afloren. A veces sirve escribir y otras no es suficiente: tendrás que hablar con las personas adecuadas (tu entorno, tu psicóloga, grupo de madres…).

Debo insistir en que lo mejor que podemos hacer es reducir las cesáreas y cuidar la forma en que se practican. Queremos partos respetados. Así lo han manifestado alrededor de un millón trescientas mil mujeres de todo el mundo, en más de cien países, en un estudio realizado por la White Ribbon Alliance. Cuando se les preguntaba cuál era su prioridad en lo referente a salud reproductiva y materna, lo que la mayoría respondió fue «respeto». Respeto por encima de agua e higiene, de medicamentos, de matronas y de instalaciones. De hecho, este fue el orden de sus respuestas.

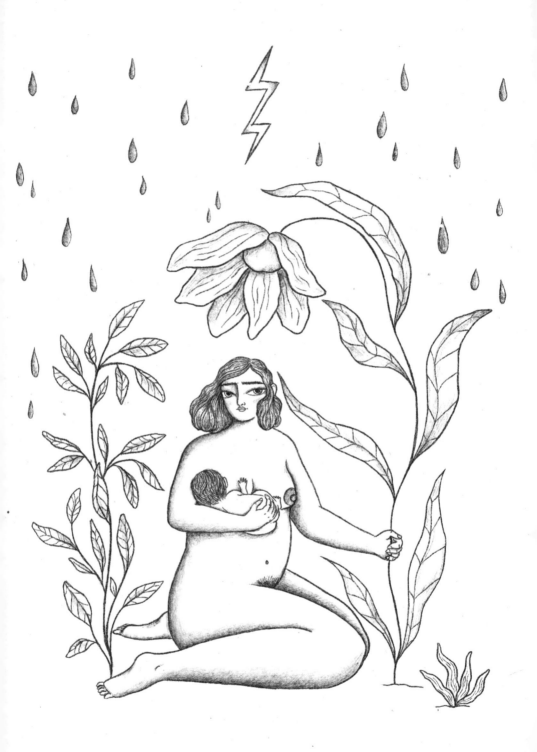

POSPARTO

Entendemos por posparto esa etapa que atraviesas desde que nace tu bebé hasta un momento incierto, que durante mucho tiempo se ha situado en las seis semanas tras el parto. Se estimaba que este era el periodo en el que nuestro cuerpo volvía a la «normalidad». Pero ¿qué es la normalidad? ¿Vuelve nuestro organismo a ser el de antes? ¿El hecho de que se recoloquen ciertos órganos es indicativo de que ya podemos retomar nuestra vida tal y como la dejamos?

Durante mucho tiempo ha primado una mirada fundamentalmente biológica, pero ya es momento de que la sociedad entienda que el posparto va mucho más allá de los cuarenta días, que tiene grandes implicaciones psicológicas para las madres y las bebés.

Esther Ramírez Matos propone una nueva etapa que se iniciaría a partir del día 40 y que complementaría esta noción de posparto tradicional: el **posparto emocional**, que tendría una duración distinta para cada madre y bebé. En este periodo de tiempo tu bebé y tú estáis fusionadas. Es decir, tú estás en contacto estrecho con las emociones de tu bebé y tu bebé con las tuyas.

Ambas os necesitáis. Ella, porque necesita tu afecto y tus cuidados para desarrollarse. Tú, porque sientes una profunda necesidad de estar al servicio de tu hija. No en términos de sacrificio, sino en términos de ofrenda y atenciones.

Al posparto también se lo conoce como puerperio, término que viene del latín *puer* («niña») y *peri* («alrededor de»), esto es, «alrededor de la niña». Al menos para nosotras, como madres, durante los primeros meses suele suceder que todo gira en torno a nuestra criatura. Algo muy animal se moviliza en nuestro interior para ponernos al servicio de su supervivencia. Lo que la sociedad no suele tener tan claro, al menos en Occidente, es qué nos ocurre a las madres y cómo acompañarnos.

Las madres en posparto somos como el arte japonés llamado *kintsugi*, que es una forma muy especial de reparar la cerámica que se rompe. Para unir unos trozos con otros se aplica barniz mezclado con polvo de oro. Las madres de alguna forma nos «rompemos» para renacer. Seguimos siendo las mismas, pero la transformación que ya empezó durante el embarazo y que continúa durante el posparto nos hace cambiar prioridades, valores; a veces, de trabajo e incluso de amistades… Maternar es una experiencia trascendental a todos los niveles: físico, emocional y espiritual.

En este capítulo haremos un recorrido por las situaciones más comunes que solemos atravesar. Aquí hablaremos sin tapujos de todo lo bonito y lo sagrado, pero también de nuestra humanidad al completo, incluidas aquellas emociones incómodas que tanto nos cuesta aceptar. Empecemos con el encuentro al otro lado de la piel.

EL PRIMER ENCUENTRO: ¿ENAMORADA O NO?

Esperas el primer encuentro con tu bebé como un flechazo, como ese momento lleno de ternura en el que el tiempo se detiene y solo hay amor, solo hay felicidad, solo estáis tu hija y tú. Esperas sentirte la más dichosa sobre la Tierra, pero no siempre ocurre así, sobre todo si el desarrollo de tu parto se ha visto alterado por alguna intervención o situación que haya trastocado el proceso neurohormonal que la naturaleza prepara para ese encuentro. Ya vimos que durante el parto se ponen en marcha una serie de hormonas y neurotransmisores que van a facilitar que sintamos una gran conexión con la bebé. La oxitocina (hormona del amor, la empatía y la confianza) alcanzará su pico máximo una hora después del parto.

A su vez, en tu recién nacida se da un fenómeno llamado «impronta» o *bonding*: durante un breve lapso de tiempo tras su nacimiento experimenta una predisposición especial para vincularse contigo. En este momento es muy beneficioso practicar el piel con piel, iniciar la lactancia materna, el contacto visual, hablarle con cariño, acariciarla...

Como ves, la naturaleza ha orquestado todo para que se produzca una sincronía entre mamá y bebé en lo que se denomina «hora sagrada». Por eso, además de lo que haya podido ocurrir durante el parto, la separación entre tú y la bebé puede dificultar que sientas ese gran flechazo.

Pasadas las primeras horas, hay otros factores que también intervienen en el vínculo que se continuará forjando:

- **Cómo te has vinculado durante el embarazo.** Aunque trabajar el vínculo de forma activa durante el embarazo no es imprescindible (puesto que estoy segura de que sigue habiendo una comunicación constante y sutil), sí ayuda mucho a que te sientas preparada de cara a la llegada de la criatura. Cuando has podido fantasear sobre el nacimiento, imaginarte como madre, anticipar las necesidades de esta etapa, etc., la adaptación suele ser menos brusca.

  A veces no es posible crear el vínculo durante el embarazo debido a las circunstancias que te han rodeado. Por ejemplo, si has tenido que hacerte cargo de alguna situación delicada como una familiar enferma o porque el miedo a la pérdida de tu bebé te ha sobrepasado.

- **Tu historia de vida, tu pasado**, tiene repercusión en la persona que eres hoy. No sería justo decir que determina tu presente, pero, sin duda, influye. Durante el posparto también se produce «transparencia psíquica». Como vimos al hablar del embarazo, es un fenómeno que te conecta con las vivencias de tu «niña interior», las cuales pueden repercutir en la forma en que te vinculas con tu hija.

- **Tu genética.** Hay mujeres más predispuestas genéticamente a desarrollar ciertas patologías que pueden desencadenarse durante periodos de crisis como son el embarazo, el parto o el posparto. Si no se actúa con ayuda profesional y del entorno, esta circunstancia afectará al vínculo. Aunque siempre se puede reparar.

- **Tus referentes en la maternidad**, aquellas experiencias cercanas (tu madre, tus tías, tus hermanas o amigas) tienen un peso importante en las expectativas que te creas acerca de qué es parir, qué debes sentir en el posparto o cómo debes actuar con tu bebé. Puedes abrumarte bastante si tu vivencia no está encajando con lo que esperabas.

Si una vez que tienes a tu bebé contigo no sientes un fuerte enamoramiento, pueden aflorar en ti sentimientos de culpa y de vergüenza que suelen experimentarse como un **tabú**, puesto que las mujeres hemos crecido recibiendo el mensaje de que la maternidad es nuestra meta, todo lo que necesitamos para sentirnos plenas. ¿Cómo admitir que no estás loca de amor por tu bebé?

Por eso es tan importante que busquemos círculos de madres donde nos encontremos con experiencias diversas. Porque, cuando nos encontramos con otras mujeres que están atravesando etapas similares, podemos poner en común vivencias y normalizar lo que nunca debió ocultarse: en este caso, que no todas las madres se enamoran a primera vista.

Recuerda que el enamoramiento inicial facilita la creación de un vínculo sano.

Por eso, como sociedad, deberíamos procurar que se produjese, evitando interferir lo menos posible. Sin embargo, no es imprescindible, y hay muchas cosas que puedes hacer a partir del nacimiento de tu bebé. Empieza una etapa muy importante para ella y para ti: la exterogestación.

La **exterogestación** es ese periodo de tiempo que se produce desde el nacimiento hasta alrededor de los nueve o doce meses de edad, cuando las criaturas comienzan a caminar. De su nombre podemos deducir que es una «gestación externa», fuera del útero. Y es que las bebés humanas nacen inmaduras si se comparan con cualquier otra especie de mamíferos. Concretamente nacen con tan solo un 25 por ciento del cerebro maduro, que seguirá desarrollándose progresivamente en sus primeros años.

Las criaturas nacen esperando encontrar en los brazos de la madre la seguridad y la contención que antes encontraban en el útero. Vienen preparadas para amar y ser amadas. Por eso, aquellas prácticas que implican contacto con tu bebé son beneficiosas no solo para vuestro vínculo, sino también para la salud mental de ambas. Estoy hablando de fomentar el contacto lo máximo posible a través de prácticas como las que siguen:

- **Los brazos o el porteo**, pues las bebés necesitan sentirse abrazadas igual que lo estaban dentro de ti durante el embarazo. Es su forma de garantizar su seguridad.

- **Procurarles tranquilidad y calmar su llanto.** Si las bebés lloran largos periodos de tiempo sin que se las calme, pueden desarrollar un exceso de sensibilidad al estrés.

- **Lactancia materna** siempre que sea posible y escogida conscientemente.

- **Mirada, contacto visual**, que les permite obtener información sobre ti, sobre tus emociones.

- **Masaje *shantala*,** una práctica milenaria hindú que consiste en masajear el cuerpito de la bebé con aceite vegetal.

- **Tu voz, la forma en que le hablas.** ¿Sabías que la forma característica en la que hablamos a las bebés se llama «maternés»? Tu voz se vuelve más aguda, alargas y separas los fonemas, usas frases cortas, etc. El maternés capta la atención de tu hija, que además percibe las emociones positivas que transmite esta forma de hablar.

- **Colecho,** o dormir junto a tu bebé, teniendo precaución para cumplir las medidas básicas de seguridad.

Todas estas prácticas que implican contacto, además de fortalecer el vínculo, ayudan a regular la temperatura de la bebé, el ritmo cardiaco, la respiración; a que se organicen los patrones del sueño, e incluso a que sienta menos dolor.

La forma de vincularte con tu criatura permitirá que desarrolle un apego seguro.

Esto quiere decir que a través de la relación que establece contigo en un principio, y más adelante con sus otras cuidadoras, se sentarán las bases de su salud mental. Si siente que sus demandas son atendidas, que se le proporciona protección y cariño, crecerá confiando en que el mundo es un lugar seguro. Todo ello tiene consecuencias en las relaciones que establecerá a lo largo de su vida.

Sé que leer algo así da vértigo y, antes de que llegue la culpa a decirte todo lo que has hecho mal, o la exigencia reclamando perfección, quiero que recuerdes que eres humana, que todas metemos la pata en algún momento y que los errores son una fuente de aprendizaje. Lo más importante es que te lleven a reparar y prevenir.

Para ti, la exterogestación también es una etapa transformadora donde el contacto estrecho con tu bebé hará que se activen distintos programas neurohormonales que te generarán emociones y conductas. Dicho de otro modo, esa necesidad tan fuerte de permanecer junto a tu bebé, de sostenerla en tu regazo, de observar su sueño y sus balbuceos, etc., tiene una base biológica. Lo veremos en el siguiente apartado.

LAS PRIMERAS SEMANAS

Las primeras semanas posparto son agotadoras. Las horas se enhebran unas con otras y el tiempo deja de medirse como antes. Ahora lo marcan los momentos de las tomas, de los cambios de pañal y del sueño y la vigilia de tu bebé. Lo marcan los «aprovecha ahora que duerme» y los controles pediátricos, que resaltan en la agenda. Si no fuera por ellos, ni sabrías en qué día de la semana vives. Y es que los días se suceden intensos y rápidos a la vez mientras te adaptas a la nueva rutina.

El posparto huele a leche y a babas.
A sangre. Huele a la cabeza de tu bebé
y también a lágrimas.

A veces lloras porque estás cansada o porque te sientes inse-gura. No sabes cómo hacer algunas cosas. Estás aprendiendo, pero no ayuda que hayas recibido tres informaciones diferentes sobre cómo curar el cordón umbilical.

Puede que tengas puntos de un desgarro, de la episiotomía o de la cesárea. Cuidar de una personita que depende de ti mien-tras estás recuperándote físicamente no ayuda. En otros casos, hay un dolor emocional desolador por el parto, que es invisible para el entorno. No te sientes autónoma y eso no contribuye a que ganes seguridad a la hora de desenvolverte en el cuidado de tu bebé. Aunque poco a poco vas mejorando físicamente, sin-tiéndote más capaz.

Por tu casa pasa un desfile de personas. Quieren conocer a tu hija. Precisamente eso que querrías hacer tú en intimidad. Si al menos llegaran cargadas de *tuppers* en lugar de esperar que seas tú quien les prepare un café... Siempre hay opiniones: «Déjala en la cuna, que no se malacostumbre desde el principio», «Se queda con hambre», «¿Hasta cuándo le vas a dar el pecho?», «Es igua-lita que su padre», «Lo que tienes que hacer es dejársela a tu madre y salir a despejarte», «En cuanto crezca un poco la apuntas a la escuela infantil para que ella se vaya acostumbrando y tú tengas tiempo para ti»...

Y es que, a veces, encontramos una contradicción entre lo que sentimos y lo que pensamos que deberíamos hacer. A esto en psicología se le llama **disonancia**. La presión social por encajar en el rol de buena madre, por seguir el ritmo frenético del afuera, o incluso el deseo de salir durante un rato del papel de cuidadora, chocan con nuestro instinto, que se despliega ferozmente.

Con el nacimiento de tu hija, se activan una serie de comportamientos y emociones que tienen una base biológica. A esto lo llamamos **instinto materno**. Es lo que garantiza la supervivencia de tu bebé. Es eso tan visceral que se despierta en ti cuando la tarea de proteger a tu criatura se torna una prioridad. Es ese despliegue de fenómenos mentales, emocionales, físicos y espirituales que permiten la supervivencia de las criaturas hasta que son autónomas.

¡Ojo! No lo confundas con «instinto maternal», entendido como la llamada a ser madre que sentimos en cierto momento de nuestras vidas, porque este último es un mito que perpetúa el mandato patriarcal de ser madre.

¿Te has preguntado alguna vez por qué el llanto de tu bebé despierta ese desasosiego dentro de ti? Es como si se te rompiera algo dentro, algo que se puede sentir muy física y profundamente, y que te impulsa a calmarla: eso es el instinto materno.

El mismo que durante las primeras semanas del posparto hace que de tus pechos brote leche si oyes el llanto de tu hija (o de otra bebé). El mismo que te despierta una milésima de segundo antes de que abra los ojitos o el que hace que te recorra un fuego abrasador por todo el cuerpo cuando determinadas personas quieren cogerla en brazos.

¿Te ha pasado que has salido a dar un paseo con tu hija y de repente te ha abrumado la presencia de un montón de personas a vuestro alrededor y has sentido una energía en tu interior que te pedía volver a casa?

Es instinto materno lo que te lleva a hacer cálculos para cambiar la fecha de reincorporación al trabajo porque quieres pasar todo el tiempo posible con tu bebé, a pesar de que durante el embarazo tenías claro el momento en que te reincorporarías.

Decíamos que a veces el instinto choca con tu deseo, o con lo que otras personas te recomiendan que hagas. Veamos qué le pasaba a Míriam:

Míriam llegó a consulta cuando su bebé tenía pocas semanas de vida. Se sentía confundida, con mucha culpa, porque no sabía si estaba actuando de forma correcta. Me contaba que todo empezó cuando aún estaba en la habitación del hospital. Allí comenzaron a recibir las primeras visitas. Su madre y su padre vivían algo lejos, pero su suegra pasaba junto a ellas todas las horas que podía. La abuela, en lugar de prestarle atención a Míriam, de cuidarla, solo quería tener a su nieta en brazos. Míriam recordaba enfadada la impotencia que sentía aquellos días al no poder «recuperar» a su bebé de los brazos de su suegra. Las indirectas no servían. Tampoco la señora se daba por aludida cuando las enfermeras llegaban y la reprendían: «Esta bebé tiene que estar con su mamá, en el pecho».

Una vez en casa no lo podía soportar. No quería que nadie llegara de visita pidiendo coger a su hija. Se aferraba a ella y no la soltaba para nada.

Con el paso de las semanas se sentía dividida. Por un lado, su cuerpo le pedía pasar todo el tiempo posible con su bebé. Por otro, su entorno la comparaba con otras madres y la presionaban para que saliera con sus amigas o su pareja, sin bebé. No sabía qué era lo correcto.

En consulta vimos el concepto de instinto como algo biológico, que nos conecta con el resto de las mamíferas. Pero
también hablamos de lo que nos diferencia de ellas, de cómo
nuestra corteza prefrontal nos permite hacer reflexiones profundas, tomar decisiones más allá de nuestros instintos, y cuál
es su papel en el control de la conducta.

El objetivo era que ella pudiera entender que el trabajo de
decidir qué tenía que hacer le correspondía solamente a ella,
no a su suegra ni a su padre ni al último pódcast que había es-
cuchado.

Escuchar a su cuerpo era perfecto, pero quizá también
podía en algún momento escuchar su deseo de salir sola con
amigas, sabiendo que su instinto le pediría otra cosa; reconocer que, en ese momento, a quien quería escuchar era a su
mente.

Por lo general, el sentimiento que empuja a estar en contacto
con tu hija va evolucionando. Si al principio lo que necesitas es
tenerla junto a ti, más adelante será presencia. Puede que en un
primer momento te sientas incómoda con el hecho de que otras
personas cojan a la bebé. Después, esta incomodidad puede ser
selectiva. Y llegará un momento en el que te sentirás muy cómoda
estando en el mismo lugar, viendo como interactúa con el entorno;
o marchándote sin ella.

Esto es bidireccional. Si la bebé va desarrollando un apego
seguro, también buscará tu presencia y contacto al principio.
Entre los seis y los dieciocho meses protestará y manifestará
ansiedad cuando te ausentes (esto se llama angustia por sepa-

ración). A partir de aquí, con el paso de los meses, tolerará mucho mejor tu ausencia porque entenderá que siempre vuelves a buscarla.

Además del instinto, hay otros factores que pueden influir en que no te quieras separar de tu hija. Por ejemplo, tus experiencias pasadas.

Lucía era madre de dos hijos. Con su segundo hijo experimentó un parto traumático. Esto por sí solo ya puede influir en la necesidad de contacto y reparación. No se separaba para nada de su hijo. Solamente lo hacía cuando estaba dormido.

Indagando en su pasado, pudimos ver que cuando era niña solo se sentía segura cuando estaba con su madre. Tenía dos hermanos mayores a los que su padre había educado de forma muy estricta y con violencia. Como su madre nunca estuvo de acuerdo, cuando Lucía nació, decidieron que sería la madre quien tomara las riendas de su crianza. Sin embargo, Lucía fue testigo de cómo educaban a sus hermanos.

Cuando Lucía tuvo a su primer hijo nunca delegaba su cuidado en nadie, algo que se acentuó con el nacimiento del hijo pequeño.

Las experiencias del pasado de Lucía estaban influyendo en la forma en que vivía el posparto y la crianza de sus propios hijos. Sentía que estos estarían seguros en la medida en que permanecieran junto a ella. Además, se distanció mucho de su padre y su madre. La relación que tenían se volvió fría.

Como les ocurre a muchas a otras madres, durante el embarazo y el puerperio se removieron muchas cosas en la relación de Lucía con su propia madre. Vamos a ver por qué pasa esto.

LA NIÑA INTERIOR: ESTOY ENFADADA CON MI MADRE

Durante el posparto también puedes experimentar transparencia psíquica. ¿Recuerdas que ya lo vimos en el capítulo del embarazo? Es un fenómeno que ocurre durante el embarazo y el posparto y se da como consecuencia de la tendencia a fantasear sobre el pasado. Lo que sucede es que cierta información que estaba bloqueada, como olvidada, empieza a aflorar, por ejemplo, a través de recuerdos, sueños, imágenes mentales, sensaciones y emociones asociadas a experiencias, sobre todo de nuestra infancia. Tal vez incluso vuelvan a tu mente temas que creías resueltos.

Se pueden reactivar traumas, como el de separación. Sin embargo, no sucede por azar, sino porque esta es una etapa muy oportuna para sanarlos. Esto le sucedió a Flor, que llegó a mí con el objetivo de «sanar su posparto».

Durante los primeros días de su posparto, Flor tenía una necesidad fuerte de ser arropada. No estoy hablando de forma figurada. Literalmente necesitaba que la acompañaran a la cama y la envolvieran con las sábanas. Por la noche, cuando se iba a dormir, pedía «al cielo» que cuidaran de ella, que la ayudaran.

Indagando en su historia, me contó que había nacido prematura en los años ochenta. Había pasado muchos días y noches sola en el hospital. Su madre y su padre iban a visitarla, pero eran visitas breves porque los protocolos del hospital no estaban preparados para acompañar a bebés prematuras y porque vivían algo lejos.

Es fácil encontrar el paralelismo entre ambas situaciones. Flor echaba de menos los cuidados que no pudo recibir de recién nacida. Tenía miedo de morir. Temía que la ingresaran y que su bebé no llegara a conocerla.

Con el tiempo y el apoyo de su familia, se fue sintiendo mejor. Pero hubo otro acontecimiento que resultó clave en su recuperación: la mudanza a una ciudad distinta. Tuvo la oportunidad de comprobar que era capaz de hacerse cargo de su bebé. En consulta me decía: «Gracias a la mudanza, he podido criar como me hubiera gustado que me criaran a mí». Flor ganó seguridad.

Cuando aparecen traumas relacionados con la bebé interior es muy importante la forma en que te acompaña tu círculo más cercano. Las personas de tu entorno tienen un papel complicado porque se tienen que mover en una estrecha línea: cuidarte y acompañarte a ti sin interferir en tu papel como madre.

Si te encuentras en una situación similar, te recomiendo trabajar con una psicóloga que te acompañe mientras comprendes qué te está pasando, te haces con herramientas para gestionar las emociones que te surjan, ganas seguridad a la hora de cuidar a tu bebé, comunicas tus necesidades y límites, etc.

Junto a estos recuerdos del pasado pueden surgir algunas tensiones con tu madre: te enfadan sus sugerencias, que quiera opinar sobre tu forma de maternar o que te demande pasar más tiempo con vosotras.

Además de hostilidad hacia tu madre, también puede surgirte hacia tu suegra (puesto que también conoces la historia de tu pareja) o hacia tu padre, abuela… En definitiva, hacia las personas que formaron parte activa de tu crianza. Incluso aunque hasta este momento hayas pensado que tenéis una relación muy estrecha, ahora te sientes molesta. Y es que, cuando somos pequeñas, idealizamos a nuestras figuras de apego porque eso nos permite sentir seguridad. Sin embargo, este mismo mecanismo que nos daba calma en la infancia hace que, de adultas, nos cueste reconocer que se han podido equivocar.

El objetivo de la transparencia psíquica es que puedas entender dónde estuvieron los aciertos y errores que se produjeron durante tu crianza para poder elegir qué vas a repetir y qué vas a hacer diferente; para que puedas revisarlos y aprender de ellos.

Por eso, por incómodo que te parezca, piensa en este fenómeno como en una oportunidad: la de mantener conversaciones que ahora puedes afrontar y revisar si el papel que desempeñan en tu vida tu padre/madre te hace sentir cómoda. Si no es así, es el momento de que establezcas límites.

PONER LÍMITES:
UNA CUESTIÓN DE AUTOCUIDADO

El **enfado** es la reacción natural que surge cuando alguien o algo traspasa tus límites, cuando no te sientes respetada o te ves amenazada. Es una de las emociones más incómodas que podemos llegar a sentir. No solo eso; está entre las que peor prensa tienen porque se asocia a la agresividad.

La agresividad es una de las formas que tenemos de expresar esta emoción (aunque no la única). Es decir, es una conducta. Recuerda que las emociones no se pueden controlar, simplemente se sienten, mientras que sobre la conducta sí tenemos control.

Además, el enfado es una emoción bastante aceptada en hombres, pero mal vista en mujeres. No forma parte del estereotipo de feminidad. Aprendemos a negarla a base de reprimirla. La tapamos, escondiendo con ella nuestra oportunidad de cambiar aquello que no nos gusta.

El enfado te está avisando de que se han traspasado límites, de que se ha cometido una injusticia. Por tanto, una forma de expresar el enojo que no implica agresividad es establecer límites, algo muy útil que se puede aprender y practicar. Te aseguro que no te van a faltar oportunidades. Una vez que aprendes a poner límites en tu día a día (y son respetados), te das cuenta de que te evitan muchas situaciones desagradables.

La maternidad es un momento vital donde estás casi obligada a hacerlo. De repente, todo son opiniones (la mayoría no solicitadas). Todo el mundo sabe hacerlo mejor que tú. Incluso personas desconocidas se sienten con la libertad de acercarse a tocar o besar a tu bebé. Se aproximan, dirigiéndose a ella, mientras te ignoran a ti: «Dile a tu mamá que te abrigue más, que hace frío». Hay quien se atreve a plantarle un beso en la mano.

Los choques generacionales son motivo de estrés para muchas madres. Tus razonamientos se encuentran con la justificación del «es que siempre se ha hecho así». Para algunas personas no importa cuánta evidencia científica haya al respecto; tampoco cuánta energía inviertas en razonarlo: simplemente no entenderán.

Es importante que sepas que no todas las personas a quienes pongas un límite van a comprender el motivo que hay detrás, pero eso no les da derecho a traspasarlo. Deben respetarlos simplemente porque para ti son importantes.

> **Los límites te cuidan. Son una forma de respetarte, de garantizar tu seguridad (y la de tu criatura). Cuando existen, son indicativo de que has formado un vínculo sano en el que ambas partes podéis expresar con amor vuestras necesidades.**

Hay varias **resistencias** que pueden estar influyendo en que no hayas aprendido a poner límites.

Es posible que tú, como muchas personas, pienses que hacerlo te convierte en alguien egoísta. Asimismo, las experiencias que hayas vivido en la infancia también van a intervenir en tu capacidad de establecer límites en la edad adulta. Si de pequeña no tuviste el entorno adecuado para expresar tus emociones, pensamientos, necesidades…, es muy probable que no te sientas segura para hacerlo ahora.

Puede que también temas las consecuencias de los límites en la relación con la persona a la que se los pones. Es el miedo a que se decepcione contigo, se enfade y se vaya, a que deje de apreciarte, a que pierdas su cariño. No caigas en la trampa de pensar que tienes control sobre las emociones de los demás, porque no es así. Como decía antes, ni siquiera tenemos control sobre las propias.

Por supuesto, habrá quien no pueda seguir beneficiándose de tu falta de límites y se irá. Esas personas dejarán un vacío que se convertirá en liberación y te dará la oportunidad de entablar relaciones auténticas donde puedas ser tú misma. Soy consciente de que suena más fácil decirlo que afrontarlo, pero también comprobarás que una gran cantidad de veces esa escena que tenías en la cabeza nunca sucederá.

Otra de tus posibles resistencias tiene que ver con transitar por la incomodidad que te genera comunicarlo. Es lógico. Es algo que no has hecho antes, pero te aseguro que, a medida que empieces a practicarlo, se irá suavizando la incomodidad. La sensación de empoderamiento que sentirás con el tiempo merece el esfuerzo.

Quizá las primeras veces que establezcas límites tengas que lidiar con la culpa, esa misma culpa que en otras ocasiones, cuando has intentado ser firme, te ha hecho dar marcha atrás, disculparte y ceder. La culpa tiene ese poder sobre nosotras. Cuando no somos capaces de tomar distancia y ver que con los límites no estamos dañando a nadie, sino cuidándonos, puede que nos precipitemos a rectificar algo en lo que realmente no habíamos cometido ningún error.

Ojo, que a veces caemos en la equivocación de no verbalizar los límites porque nos parecen demasiado evidentes. Callamos y resoplamos. Callamos y nos resignamos. Pero ese silencio externo se convierte en un diálogo interior duro, en un cuerpo en tensión que nos está gritando lo que nosotras no hemos podido expresar.

Cuando no pones palabras a tus necesidades o malestares, la otra persona difícilmente va a poder entender cuáles son y, por tanto, va a continuar haciendo eso que tanto te molesta. Es necesario que seas consciente de cómo te estás sintiendo, llevando la atención a tu cuerpo, observando las pistas que te da.

Una vez conseguido, solo queda transmitir tus necesidades con amabilidad, sin dar demasiadas explicaciones y rodeos, para que quede claro. Es posible que no puedas hacerlo en el preciso momento en el que algo te molesta porque quizá te encuentras demasiado tensa. Puedes sacar el tema más adelante.

Te recomiendo que elijas tus batallas. Hablar de cómo te sientes tú es bueno, pero también lo es saber con quién te vas a comunicar. No es lo mismo poner un límite a una persona con la que no tienes mucha confianza que a tu suegra, con la que vas a tener que tratar con frecuencia. No es lo mismo decir: «No, gracias, mi hija aún no come helados», que: «Para mí es muy importante que estés presente en la vida de mi hija, pero para que yo me sienta cómoda cuando se queda contigo necesito que respetes mis decisiones sobre la alimentación. Supongo que lo haces con la mejor intención, pero yo me siento muy impotente y frustrada cuando le das helados. Confío en que tú no eres consciente de cómo me siento. Por favor, de ahora en adelante no vuelvas a hacerlo, porque entonces no tendré la confianza necesaria para dejar a la niña contigo».

Nahia llegó a consulta durante el embarazo. La acompañé en toda la gestación y parte de su posparto. Se sentía muy enfadada con su madre, que no vivía en la misma ciudad que ella. Cuando se veían surgían conflictos.

Durante el embarazo la echaba de menos. Hablaba con ella por teléfono casi a diario. Pero, cuando iba de visita, Nahia siempre terminaba llorando.

Había pasado ya buena parte del posparto cuando me pidió que trabajáramos la relación con su madre. Vimos que Nahia venía haciendo un proceso de autoconocimiento durante años y esperaba poder hablar con su madre de ciertos temas de su infancia. La madre se negaba y solía acusar a Nahia de querer remover momentos dolorosos. Durante varias sesiones seguimos indagando en la forma de actuar de su madre, en los comentarios que solían repetirse y en cómo hacían sentir a Nahia. También ajustamos expectativas: no podía seguir esperando que su madre lograse hablar del pasado con la calma y madurez que ella misma había conseguido tras años de terapia.

Le propuse que reflexionara sobre cuatro cuestiones:

- Cuáles eran los temas que generaban polémica, para poder evitarlos o cambiar de conversación cuando surgieran.

- Cuáles eran sus líneas rojas, es decir, temas o comentarios que bajo ningún concepto quería permitir. Por ejemplo, los relativos a su aspecto físico, la crianza de su hija, su relación de pareja...
- Cuál era la frecuencia de llamadas telefónicas con la que se sentía cómoda y cuánto debía durar cada llamada.
- Cuánto tiempo podía estar de visita junto a su madre antes de empezar a sentirse agobiada.

Estas reflexiones le permitieron sentir que ella también tenía control sobre su situación y que no debía tolerar faltas de respeto aunque vinieran de su propia madre. Esta se mostró muy molesta al principio e intentó hacerla sentir culpable. A pesar de que a Nahia le resultaba muy incómodo creer que le estaba fallando a su madre, no cedió. Con el paso del tiempo ganó en tranquilidad y en confianza. Al fin sintió que su relación estaba más equilibrada.

Soy consciente de que no es fácil aprender a poner límites, pero con la práctica lo integrarás en tu vida y te traerá mucha paz mental.

Es posible encontrarse en el caso contrario: un exceso de límites que se convierte en rigidez. Puedes sentirlo como la necesidad de acogerte a ciertas rutinas o normas que tú u otras personas no deben saltarse. Se trata de una actitud que genera una falsa sensación de control.

En este caso, los límites se convertirían en una especie de

escudo protector que nada puede traspasar. Y que nada pueda traspasarlo significa que la parte positiva de compartir, ¡de compartirse!, tampoco entrará. Por ejemplo, te costará delegar el cuidado en tu pareja. La corresponsabilidad y el reparto de tareas se harán muy difíciles porque necesitarás ser tú quien controle que las cosas se llevan a cabo siguiendo tus parámetros.

Vas creando el escudo desde la infancia, sin darte cuenta, porque tienes miedo al rechazo. Con los años, y con la maternidad, esa coraza puede alcanzar su máxima expresión, puesto que ahora no solo tienes que cuidarte a ti misma, sino también a tu criatura.

Te plantearé unas cuantas preguntas que pueden orientarte sobre esa rigidez en tus límites.

- ¿Te cuesta pedir ayuda? ¿Tiendes a hacerlo todo sola? ¿Prefieres trabajar de forma individual que en equipo?

- ¿En tu vida entran muy poquitas personas con las que consideres que realmente puedes ser tú misma, con las que sientas conexión verdadera?

- ¿Intentas controlar tus conductas o las de otras personas de forma estricta? ¿No hay demasiado lugar para la espontaneidad?

El caparazón suele crearse cuando crecemos en familias donde cada miembro vive de una forma bastante independiente, pero, sin embargo, no hay intimidad. Es decir, a pesar del individualismo, existe una fuerte sensación de pertenencia a la familia, donde no hay lugar para la privacidad. Por ejemplo, lo que compartías con tu madre de forma privada después era expuesto delante de tu padre, tus hermanas, etc.; o no te sentías libre de escribir en tu diario porque sabías que sería leído.

Esta inseguridad es la que te llevó a irte creando capas protectoras que en su momento resultaron muy útiles, pero que no lo son en este momento de tu vida.

¿Recuerdas cuando hablábamos de la utilidad de la transparencia psíquica? Decíamos que nos permitía trabajar sobre situaciones del pasado que nos habían herido. En este caso, la maternidad puede ayudarte a sanar este exceso de límites que no habías identificado como una herida.

Como ves, este tipo de límites, que también pueden llamarse «no permeables», suelen conllevar un exceso de soledad. También es posible que realmente no estés sola, que tengas a tu alrededor personas que te apoyan, pero, al no dejarte ayudar, prevalece en ti el sentimiento de soledad.

¡Y qué situación tan difícil se nos plantea al maternar solas, sin sostén ni ayuda! Veámoslo en profundidad a continuación.

LA SOLEDAD

Aunque influye, no hace falta crecer en una familia en la que no había intimidad para sentirte sola. Vivimos en una sociedad tremendamente individualista donde, cada vez más, vamos perdiendo el sentido de cooperación. Las jornadas laborales imposibles nos empujan a estar fuera de casa muchísimas horas al día, a lo que se suma el tiempo que invertimos en transporte para desplazarnos de casa al trabajo y del trabajo a casa. Nos queda muy poquito tiempo de ocio y, por tanto, para compartir.

A su vez, el mensaje que nos ha llegado sobre la maternidad durante tantas décadas ha calado demasiado hondo.

Sigue siendo un tabú exteriorizar que la crianza y la experiencia materna no son únicamente positivas. Son más bien una mezcla de luces y sombras; de amor, pero también de emociones que nos incomodan profundamente, de procesos de revisión, de crecimiento, de búsqueda de equilibrio.

Así, entre el mandato de tener que poder con todo sola y la resistencia a compartir lo menos agradable de la maternidad, te puedes encontrar cargando con la responsabilidad de cuidar a tu hija en soledad, intentando cumplir con el imperativo de la buena madre que todo lo puede, que a todo llega y que no se queja, porque las que nos precedieron lo hacían todo sin rechistar y porque ahora «tenemos la piel muy fina y nos quejamos de vicio».

¡Qué sensación tan molesta la de tener que «poder» como una obligación!

Recuerdo guiar el encuentro entre un grupo de madres. Estaban en posparto y todas tenían la particularidad de ser madres de dos: una bebé y una hermana mayor. Una de ellas se sentía especialmente sola. En los últimos tiempos había conectado con un par de madres a las que no se había atrevido a invitar a casa porque sentía que «estaba hecha un desastre». Contaba cómo se había dado cuenta, al ser invitada por las otras madres, de que las casas ajenas no estaban mucho más ordenadas que la suya propia; aliviada por no tener su casa impecable, se sintió más libre a la hora de invitar a gente a su hogar.

Puede que, además, hayas dejado de compartir momentos y espacios con otras familias porque has elegido un tipo de crianza que no encaja con la tradicional.

Salirse de los patrones establecidos, criar de forma diferente a como fuimos criadas, requiere mucha energía porque tenemos que «desaprender». Y es que, cuando nos convertimos en madres, muchos procesos, reacciones y emociones ya están tan automatizados a raíz de nuestra propia experiencia que para cambiarlos tenemos que dedicar más atención. Digamos que, cuando quieres criar de forma diferente a como fuiste criada, necesitas poner mucha conciencia en el día a día. Invertir en esta atención requiere un mayor desgaste energético.

Ante todo este agotamiento, algunas personas (amistades, familia, pareja, pediatras…) te responden: «¡¿De qué te quejas si tú eliges hacerlo así?!». Es decir, invalidan tu queja solo por el hecho de elegir hacerlo distinto, a tu manera.

Quiero que sepas que tienes todo el derecho a expresarte, a mostrar tu cansancio. Te mereces ser escuchada porque el cambio es difícil. Criar es una tarea compleja que cansa. Si además se hace sin apoyos, se convierte en un problema para la salud mental.

**Las madres necesitamos personas dispuestas
a escuchar, a acompañar sin invadir,
a entregarse a la dulzura y la acidez de una madre
que se abre en canal para contarte como
le duele un poquito el alma
y a la vez tiene lleno el corazón.**

Necesitamos que quienes nos apoyan estén dispuestas a acompañarnos en las necesidades que nos surgen en cada etapa, puesto que estas son cambiantes, como lo son nuestras criaturas, como lo es nuestra relación con ellas.

Necesitamos colaboración, descanso. Hemos normalizado pasar el día con nuestras criaturas sin la compañía de otras personas adultas. Necesitamos escuchar y observar otras experiencias que validen las nuestras.

Cuando nos vinculamos con ellas, podemos ver que aquello que pensábamos que nos afectaba solo a nosotras son experiencias y emociones compartidas por un colectivo, el de las madres. Te invito a que busques tu grupo. Puede que haya alguno donde no encajes. Sigue probando hasta encontrar aquel en el que te sientas cómoda.

Necesitamos compartir tiempo con otras madres. Es muy liberador juntarse para verbalizar esa otra parte de la maternidad que te hace estar agotada, la que te desgasta, la que no te gusta, aquella con la que no contabas. Si no le das visibilidad y la nombras, terminarás sintiéndote inadecuada, porque no tendrás la oportunidad de comprobar que no eres la única que se siente así. En definitiva, es importante que compartamos lo bueno y lo malo de maternar, incluida toda la gama de matices que hay en medio. Comprobarás que la carga se aligera muchísimo.

Esta actividad de compartir puedes desarrollarla en grupos terapéuticos de madres guiados por psicólogas, pero también en asociaciones de lactancia o por los derechos de las madres; en actividades creadas para las niñas, como cursos de masajes para bebés, iniciación a la música, etc.; en grupos de crianza; en el parque; en la escuela infantil; en actividades deportivas para madres como yoga o pilates posparto... Te invito a que busques tu grupo. Si sientes que no encajas en uno, sigue probando hasta encontrar aquel en donde te sientas a gusto.

Si por tu historia tiendes a establecer límites rígidos, tienes un reto por delante para abrirte a compartir momentos y cuidados; pero también si has interiorizado el mandato de la madre abnegada cuya valía depende del desgaste que ofrezca.

Somos seres gregarios; tenemos un gran poder como colectivo que hemos olvidado. Nos necesitamos mutuamente para sobrevivir, para mantenernos con salud. Nos hemos olvidado del valor inmenso que tiene convivir con otras personas, conectar con autenticidad.

Hace un tiempo escribí sobre la experiencia de la soledad cuando observé la sinergia preciosa que se creó en un grupo de madres agotadas que se sentían en lucha:

Se me olvida que lo más natural es el sostén, que el camino que piso yo puede que lo hayas pisado tú, que a pesar de nuestras huellas distintas puedes comprender cómo me siento.

Se me olvida que recibimos las mismas presiones: sé guapa, sé feliz, sé delgada, compra, consume, haz…

Se me olvida que el capitalismo y el patriarcado quieren que no nos miremos a los ojos para que no podamos descubrir en el reflejo ajeno la misma herida, que sangra, que duele.

Se me olvida que estar junto a ti es medicina y me abandono en el «tengo que».

Se me olvida que el fuego que me quema las entrañas, que me dice: «¡Corre!», solo lo apagaría el brillo de tu voz, la calidez de tu mirada cansada, la risa de tu criatura jugando con la mía.

Somos magas esperando a que la magia despierte de la monotonía gris del individualismo. Somos brujas y se nos olvidó. Somos diosas encarnando la más brutal de las humanidades. Solo tenemos que recordarlo.

En ocasiones, estas redes se pueden tejer con quienes ya estaban ahí. Otras veces la maternidad implica tanto cambio y movimiento interno que quienes estaban se van o nosotras decidimos no alimentar más esas relaciones.

HE PERDIDO AMIGAS
DESDE QUE SOY MADRE

Para muchas de nosotras la maternidad es una sacudida que trastoca nuestro sistema de valores y nos lleva a replantearnos prioridades. De repente, haces lo que haces no solo por ti misma, sino también por el bienestar de tu hija.

Puede que dejes de frecuentar lugares porque el ambiente no cuadra o los horarios no coinciden. Puede que seas consciente de que alguien permanecía a tu lado porque de alguna forma se beneficiaba de la ausencia de límites que ahora sí sabes poner. O simplemente tus intereses cambian (aunque sea durante un periodo de tiempo). Puede que tus temas de conversación, ahora distintos, acordes a tus circunstancias, no tengan eco entre tus amistades; que sientas falta de escucha o comprensión. O quizá sea tu amiga quien sienta que ahora vibráis en diferentes ondas. No te reconoce. Y no es extraño. Nosotras también tardamos en reconocernos en la transformación de la maternidad.

Muchas amistades quedan en el camino durante el embarazo, pero sobre todo en el posparto.

En la mayoría de las ocasiones, tener una conversación sincera sobre cómo te sientes y lo que necesitas aligera el proceso. Quizá hasta lo detiene porque, como ya hemos visto, a veces damos por hecho que es evidente lo que necesitamos y por eso no lo exteriorizamos abiertamente. No olvidemos el desconocimiento

que existe en la sociedad occidental sobre las necesidades madre/
bebé, que se mezcla con un montón de mitos.

Si, aun así, esa amistad se va, toca hacer un nuevo duelo. Pero,
con esta nueva identidad, también cabe la posibilidad de ampliar
tu círculo de amistades. Las personas entran y salen, a veces mo-
mentáneamente. Puedes encontrar oportunidad en las crisis, es
decir, practicar la resiliencia.

Esto no quiere decir que no te permitas sentir tristeza, enfado,
decepción… Es una invitación a que abras la mirada para no
quedarte estancada en el dolor.

Puedes hacerte las siguientes preguntas si estás atravesando
el duelo de una o varias amigas:

- ¿Qué es lo que sientes ahora?

- ¿Con quién te sientes cómoda?

- ¿En qué lugares te apetece estar?

- ¿Qué horarios son los mejores para ti?

- ¿Cómo te quieres sentir cuándo estés con otras personas?

Estas cuestiones se centran en el presente y el futuro.

Pero, por supuesto, también podemos usar la mirada compasiva hacia el pasado, para poder avanzar sin estancarnos en él:

- ¿Qué me ha aportado esa persona?

- ¿Cuánto amor he recibido de su parte?

- ¿Qué circunstancias nos han unido?

- ¿Qué intereses y necesidades tiene ahora esa persona?

- ¿Qué emociones pueden estar aflorando a raíz de mi maternidad?

Estas preguntas te invitan a repasar con gratitud el vínculo que una vez tuvisteis y que ya no se puede sostener, al menos circunstancialmente.

Como reflexión final acerca de la soledad, me gustaría transmitir un mensaje positivo. No creo que sea algo inherente a la maternidad, sino consecuencia de las características del sistema en el que estamos inmersas, que es bastante hostil con las madres y con la infancia.

LOS CUIDADOS INVISIBLES: LA FRUSTRACIÓN

Aún me pregunto cómo es posible que una figura tan importante como es la madre pueda estar tan lejos de nuestros discursos. Cómo puede ser que, a pesar de toda esa transformación de la que estamos hablando, vivamos el día a día como entes invisibles.

«Recupera tu cuerpo: aliméntate bien, ve al gimnasio, arréglate».

«Vuelve al trabajo remunerado, no vaya a ser que pierdas algún tren».

«Aprovecha que duerme para hacer cosas».

«Sigue como si nada hubiera cambiado aunque todo haya cambiado».

Son los mensajes que recibimos. Haz, haz, haz. Y tú, en pleno posparto, que es un poco como una cueva, sientes que te estás equivocando, que algo anda mal contigo, porque no estás «haciendo».

En realidad, es una trampa, porque sí que estás haciendo muchas cosas. El problema es que no encajan con lo que has aprendido que has de hacer: algo económicamente productivo.

Además de la consigna de generar dinero, muchas personas (me atrevería a decir que especialmente las mujeres) aprendimos durante nuestra infancia que para ser amadas debíamos hacer todo aquello que se esperaba de nosotras.

Si, de niña, te valoraban cuando cumplías las expectativas que tenían sobre lo que debías hacer, es muy probable que en la edad adulta muestres **hiperexigencia** hacia ti misma (y otras personas). Esas expectativas podían ser sacar buenas notas, «portarte bien» o ser responsable, incluso aunque ello implicara madurar antes de lo que te correspondía… Y te fuiste adaptando a esas demandas para asegurarte el amor de tus seres queridos.

Estos dos factores, unidos al poco conocimiento del posparto real, crean el caldo de cultivo ideal para que te sientas culpable porque aparentemente no estás haciendo nada. Y, sin embargo, das el pecho o el biberón, sostienes física y emocionalmente a una bebé (o más), estás creando un vínculo, duermes a tu bebé y atiendes sus despertares, gestionas visitas médicas, aprendes a encajar los cambios que se producen en el sistema familiar… En definitiva, ¡cuidas! Pero es que parece que cuidar no es importante. Y caes en el error de pensar que esto no es suficiente.

Como no somos conscientes, además, asumimos (y nos cargan) la gestión de las tareas del hogar, que son parte de los cuidados invisibles que han ejercido mayoritariamente las mujeres a lo largo de la historia y que, por supuesto, no han sido retribuidos o lo han sido de forma bastante precaria.

«No llego a todo», dices cargada de frustración. Es una sensación de vacío. Es un «quiero y no puedo».

Candela llegó a consulta cuando su bebé tenía dos meses. Quería sentir que creaba un buen vínculo con ella, pero a la vez vivía con la sensación de que se estaba equivocando. Había aprendido a sentirse valiosa en función de lo que hacía hasta tal punto que no emprendía nada que no estuviera convencida de que haría a la perfección. Trasladaba la hiperexigencia a cualquier ámbito de su vida, y la maternidad no iba a ser menos.

Me contaba que a su bebé le costaba conciliar el sueño; solo dormía en sus brazos y, si se separaba de ella, se despertaba. En las pocas ocasiones en las que la niña dormía sola, Candela tenía sentimientos contradictorios. Por una parte, era «su momento», ese que todas sentimos que tenemos que aprovechar para ponernos al día y adelantar tareas. Por otra parte, experimentaba una gran atracción por permanecer al lado de su bebé para contemplar cómo dormía. Esto le generaba una gran dicotomía, porque parte de su autoconcepto estaba basado en «el hacer».

El **autoconcepto** es la evaluación que haces sobre ti misma, cómo te valoras y percibes. Se va construyendo a lo largo de la vida a través de la experiencia y de las interacciones con las demás personas. La infancia es un periodo muy importante porque es el pilar donde se va a ir asentando nuestra salud mental. Como hemos visto, la imagen que nos devuelven nuestros madre/padre o figuras de referencia va a tener una gran influencia a la hora de valorarnos. Por eso es importante que comencemos a construir otros relatos acerca de nuestra valía.

Estás haciendo uno de los trabajos que mayor importancia tienen: sostener a otro ser humano. Estás creando las bases de seguridad sobre las que se asentará la personalidad de tu bebé. Ese trabajo invisible es digno de ser honrado y valorado.

Por otra parte, te planteo algunas propuestas con el objetivo de que flexibilices tu hiperexigencia (al menos, en el ámbito de los cuidados):

- **Valora los trabajos de cuidados.** Revisa qué importancia han tenido para ti a lo largo de tu vida. ¿Han sido valorados en tu familia? ¿Quién los desempeñaba? ¿Se daba por hecho que eran tarea de una sola persona o todos los miembros de la familia contribuíais?

- **Revisa qué importancia tienen los cuidados para ti ahora mismo.** Recuerda que cuidar es un trabajo aunque no esté remunerado. Sin él no se podrían sostener el resto de los empleos ni la economía de los países.

- **Reconócete imperfecta.** En algún momento te vas a equivocar, como todo el mundo. Esto no te hace menos válida. Pregúntate: ¿qué aprendo de este fallo? Cambia el concepto de perfección por el de madre suficientemente buena que da lo mejor que sí, que se cansa, que se despista, que a veces no tiene ganas, que lo intenta, que repara, que rectifica.

- **Ponte metas alcanzables.** Cuando dices que no llegas a todo, ¿qué es «todo»? Quizá aspiras a llegar a terminar muchas tareas. O quizá no tantas, pero no estás teniendo en cuenta que atender a tu bebé ya implica muchísimas labores, y con eso es suficiente.

- **Evalúa tu diálogo interno.** ¿Cómo es la conversación que tienes contigo misma, dentro de tu mente? ¿Te juzgas cuando crees que podías haberlo hecho mejor? ¿Juzgas a las demás personas? ¿Hablas de ti o de otras en términos absolutos (por ejemplo, «siempre te equivocas», «eres un completo desastre», etc.)?

Sé que equivocarse da mucho miedo, que temes meter la pata y que eso le afecte a tu hija, especialmente si tú aún sigues trabajando para reparar algunos temas de tu infancia. Pero ¿qué podemos hacer con el miedo?

EL MIEDO EN EL POSPARTO

El miedo es una de las emociones más comunes en el posparto. Puedes sentirlo con mayor o menor intensidad, puede ser más o menos incapacitante, pero todas en algún momento lo hemos tenido.

Recuerdo que yo misma experimenté un miedo intenso al volver a casa tras dar a luz a mi segunda hija. Tenía anemia y en el hospital me habían puesto hierro a través de una vía que me colocaron mal. Cuando llegué a casa, el brazo estaba hinchado y enrojecido. Me dolía mucho, especialmente al doblarlo. Mi primer error fue buscar en internet qué me podía estar pasando. El pánico se apoderó de mí. Estaba convencida de que tenía algo grave, de que me moriría. Quería ir al centro de salud, pero a la vez me negaba a separarme de mi recién nacida y de mi hija mayor, a la que había echado mucho de menos. Aunque mi pareja y familia me explicaban lo que me pasaba y tenía mucho sentido, no podía dejar de pensar en que mis hijas crecerían sin su madre. Al día siguiente, tras descansar (todo lo que una puede descansar con una recién nacida) y comprobar que el dolor iba pasando, el miedo desapareció.

El mío fue un caso muy concreto, pero dime: ¿has sentido alguna vez la necesidad de comprobar que tu hija respiraba?

Imagina. Tu bebé se acaba de dormir. Hoy has conseguido dejarla en la minicuna sin que se despierte. Inmediatamente vas a poner esa lavadora que te dejaste preparada hace unas horas. Por una milésima de segundo se te pasa por la cabeza qué ocurriría si tu hija dejara de respirar. Te invade una sensación de ahogo. Un escalofrío recorre todo tu cuerpo. El aliento se te hiela. El ritmo del corazón se acelera. Un impulso instantáneo te lleva rápidamente a comprobar si la niña respira. Respira. Alivio.

A pesar de la tranquilidad inicial, tu sistema nervioso se ha puesto en alerta. Necesitará un poco de tiempo para poder regularse. Es muy probable que durante esos instantes tu reactividad aumente ante lo que suceda alrededor. Por ejemplo, si tienes más hijas, puede que sientas que no les has respondido adecuadamente si en esos momentos han reclamado tu atención. Entonces, al miedo se le suma la culpa por no tener la paciencia que desearías.

Es clave que entiendas que esta es la respuesta que tu cuerpo ofrece de forma natural, dado que, momentos antes, tu cerebro había interpretado que existía peligro. Tú no eliges hacerlo así. Lo que sí está en tus manos es trabajar tu autoconocimiento a fin de hacerte con herramientas que te ayuden a regularte y a saber identificar cuáles son tus miedos principales, si hay momentos del día en que aparecen de forma más frecuente, etc. Una psicóloga perinatal puede ayudarte con ello.

Nuestro cuerpo es tan potente que somos capaces de experimentar en forma de sensaciones y emociones aquello que estamos pensando aunque no esté sucediendo en realidad.

Recordemos cuál es la función del miedo. Este aparece para alertarnos y ponernos a salvo. Podríamos decir que, en parte, hemos sobrevivido como especie gracias a esta función. Anticipar los posibles peligros nos da una gran ventaja para evitarlos o buscar soluciones que nos ayuden a afrontarlos. Por eso, todas las personas tenemos esa gran tendencia a ir un paso por delante de lo que realmente está pasando.

Dice María José Pubill que los miedos son como matrioskas, las tradicionales muñequitas rusas que al abrirlas contienen una réplica, que a su vez se abre para descubrir otra aún más pequeña, y así sucesivamente hasta que llegamos a la última, diminuta. Los miedos actúan como estas muñecas: en el exterior encontramos el miedo a que no respire; debajo, el miedo a tener que ingresar en el hospital; debajo, el miedo a que sufra, y, en el núcleo, el más paralizador: el miedo a la muerte. Por tanto, el miedo nos conecta con el instinto de proteger, de mantener con vida a la bebé.

Entre los miedos más comunes que me encuentro en mi trabajo están los siguientes:

- Miedo a que la bebé deje de respirar.

- Miedo a que se caiga, a que se haga daño.

- Miedo a que se ponga enferma.

- Miedo a la muerte súbita.

- Miedo a que se atragante.

- Miedo a no ser suficientemente buena para ella.

Hay, además, otro temor poco conocido porque es muy tabú: el miedo a hacer daño a la bebé de forma intencionada o accidental. Recibe el nombre de «fobia de impulsión».

> Rocío era madre de una bebé recién nacida. El posparto no había sido fácil debido a algunas complicaciones en el parto, que hicieron que necesitara el apoyo de su familia durante las primeras semanas de vida de su hija. Ella había sido una persona independiente y no llevaba demasiado bien esta nueva situación. Cuando comenzó a sentirse mejor físicamente (al menos, algo más autónoma) apareció un miedo atroz a lastimar a la niña. Temía perder el control porque por su cabeza pasaban pensamientos muy impactantes en los que dejaba caer a su bebé por la ventana, la escalera, etc.

Este miedo es bastante incapacitante porque lo experimentas de forma tan intensa que te lleva a evitar ciertos lugares. Por ejemplo, dejas de pasar al lado de las ventanas o cerca del cajón donde se guardan los cuchillos. Este miedo condiciona tu vida, la de tu bebé y la del resto de la familia.

En realidad, no existe un peligro real de que esos pensamientos se lleguen a materializar. En el fondo lo sabes, pero los sentimientos que se generan con tan solo imaginarlo son tan extremos, los pensamientos tan intrusivos y el alivio al alejarse de aquello que los desencadena tan grande, que prefieres evitarlos en lugar de enfrentarte a ellos.

Además de rehuir esos escenarios, también terminas sintiéndote agotada porque inviertes mucho tiempo y energía en intentar no pensar en ello o en desplegar mecanismos de protección. Por ejemplo, poner una cerradura al cajón de los cuchillos, bajar las persianas y poner seguridad en las ventanas, asegurarte de que siempre te acompañe alguien y no quedarte sola con la bebé, etc. Por lo tanto, termina afectando a tu autoestima (cómo te percibes, evalúas y valoras) y a la confianza en ti misma (cómo te ves capaz de enfrentarte a retos y solucionar problemas).

No cabe duda de que es complicado verbalizar los miedos. Tú, que amas a tu bebé; que, paradójicamente, buscas protegerla a toda costa, tienes que poner en palabras que temes hacerle daño o que sufra un accidente. Además, el imperativo de la madre perfecta hace más difícil que lo reconozcas ante otras personas. Por eso es un tema tan tabú el miedo a hacer daño a la bebé.

Para poder solucionarlo, es importante que lo comuniques y busques ayuda especializada en una psicóloga. A veces, el simple hecho de conocer lo que te está pasando, de saber que es algo más frecuente de lo que imaginabas y verbalizarlo, te aliviará mucho. La terapeuta te brindará un espacio de confianza para que puedas desahogarte sin sentirte juzgada, así como las herramientas adecuadas para que transites por esta etapa con apoyo.

Y es que es primordial contar con personas que nos acompañen en este periodo de adaptación de nuestras vidas en el que se nos remueven tantas cosas, en el que experimentamos un cambio de identidad.

EL CAMBIO DE IDENTIDAD

Puede que no llegues a reconocerte durante el posparto, que te mires al espejo en busca de la imagen que una vez te devolvía y ahora te encuentres a una mujer con ojeras, pues su sueño se ve interrumpido cada noche; con olor a bebé, pues su cuerpo ya no es solo suyo; con un cuerpo que fue habitado y que aún muestra claras señales de que en su interior crecía vida; una mujer cuyas rutinas han cambiado, moldeándose a las necesidades de una criatura que necesita su atención.

Es posible que ante esta crisis de identidad osciles entre la confusión y la culpa. La confusión hace que te preguntes: «¿Cómo he llegado hasta aquí? ¿Qué estaría haciendo ahora si no hubiera sido madre? ¿Adónde me habrían llevado mis pasos?». Y al mismo tiempo puede que te castigues por atreverte a imaginar qué estarías haciendo sin tu bebé. La culpa te lleva a cuestionarte: «¿Es que no la quiero lo suficiente? ¿Quizá podría tener una madre mejor que yo? ¿Tal vez yo podría tener una vida mejor que esta?».

Sin embargo, tu conducta habla de certezas: mimos, cariño, cuidados, ternura, intercambios de miradas, palabras de amor.

Esta mezcla de sentimientos aparentemente tan contradictorios se ve integrada en un concepto: ambivalencia. ¿Recuerdas que en el capítulo del embarazo te pedí que guardaras cerca el concepto?

**La ambivalencia es justo esa capacidad
que tenemos de experimentar pensamientos
y sentimientos opuestos. Lo bueno y lo malo.**

Es la dualidad entre el renacimiento que experimentamos con cada criatura a la que maternamos y el dolor que sentimos al añorar lo que queda atrás y ya no volverá (o tardará en volver). Es un concepto que te reconcilia tanto con la parte bonita como con la que menos te gusta de la maternidad, porque te permite integrar esa contradicción que habita en ti.

Imagina que en tu interior hay distintas facetas, distintos personajes: una niña interior, una madre, una mujer que tiene un trabajo remunerado, una amiga, una amante de la lectura, una *runner*, etc. Cuando tienes hijas, esos otros personajes que no son la madre pasan a un segundo plano temporalmente, porque en los primeros meses de vida tu bebé demanda mucha atención. Más adelante, con el paso de tiempo, vuelve a haber lugar para las demás facetas, aunque quizá se produzca alguna modificación en ellas e incluso surjan otras nuevas.

Toda crisis implica un proceso de cambio en el que hay incomodidad pero también la oportunidad de crecer.

Las crisis vitales nos llevan a replantearnos cuestiones relacionadas con nuestra vida que nos permitirán avanzar hacia nuevas formas más coherentes con lo que somos, queremos y sentimos.

Esta crisis derivada del cambio de identidad tiene tanta relevancia e implica tantos cambios en el cuerpo, en el cerebro, en los valores, en el entorno e incluso en la espiritualidad, que tiene su propio nombre: **matrescencia**.

Precisamente, este término se acuñó con la intención de nombrar la «mamamorfosis» que experimentamos, de visibilizarla, pero también para que la sociedad entienda que las madres necesitamos ser apoyadas en esta etapa. Porque, a pesar de que nos sucede a todas, queda tanto trabajo por hacer en este sentido que este fenómeno aún se confunde con algunos trastornos psicológicos como la depresión.

Como ya sabemos, las humanas no somos muy amigas de los cambios, a pesar de que vivimos en transformación continua. A ti (como a mí y a muchas personas) te va a generar mucha más seguridad saber qué pasará mañana. Por eso, ante situaciones que nos crean ansiedad, nos empeñamos en controlar la agenda. Esto nos genera una falsa sensación de seguridad que, además, no suele ser suficiente para calmarnos.

Pilar es una mujer muy metódica. Le gusta ordenarlo y limpiarlo todo con mucho detalle y de la misma forma. Su casa es minimalista para facilitar esta tarea. Sus rutinas estaban organizadas con bastante rigidez antes de ser madre.

Cuando su hija nació, no pudo continuar con esas rutinas que le daban tanta seguridad. Echaba de menos poder hacer su vida como antes y, a la vez, se sentía culpable por añorar esa vida pasada. Estaba convencida de que eso significaba que no quería lo suficiente a su hija. Pensaba que esta se merecía una madre mejor que ella, una que no dudara, que disfrutara de cada segundo a su lado.

Con el paso del tiempo aprendió a poner el foco en lo que le estaba aportando ser madre. Aprendió a fluir, a tomar decisiones sin necesidad de aprobación externa, a valorar su capa-

cidad para aportar calma y disfrutar de su bebé, a poner límites… No fue un proceso cómodo, pues los nuevos aprendizajes
suelen traer consigo inquietud.

Juntas analizamos otras áreas de su vida en las que también se desenvolvía bien. Vimos los logros que había alcanzado con el objetivo de que no se juzgara a sí misma basándose
en una sola faceta de su vida.

Asimismo, al conocer el término «ambivalencia», aprendió
a identificar la multitud de situaciones en la maternidad y
otras etapas de la vida en las que había sentido esta ambigüe-
dad. También le dio mucha tranquilidad saber que es un fenómeno que nos ocurre a todas las personas y que incluso
favorece la toma de decisiones, porque el malestar que nos
genera nos mueve a buscar formas de resolver la situación.

Esta misma ambivalencia también podemos sentirla hacia
nuestro cuerpo, al que puede que unas veces valoremos con cariño, agradeciendo todo lo que hace por nosotras y nuestra criatura, y otras veces no, puesto que no encajará con la imagen que
teníamos antes de ser madres o con el modelo imperante.

No podemos negar la influencia del sistema patriarcal en el
que vivimos, que nos muestra un solo tipo de cuerpo como válido:
el que tiene una talla 38, cierta altura, ninguna discapacidad ni
marcas de edad, ni de celulitis, ni de cicatrices, ni de acné…

Por otra parte, el exceso de positivismo que lleva años instau-
rado, que nos invita a ser felices y a la vez demoniza cualquier otra
emoción que se aleje de la alegría, nos empuja a sentir culpa por no
ser capaces de abrazar nuestro físico tal y como es cada día del año.

Las personas estamos llenas de incoherencias. Cuanto más presentes tengas las tuyas, mejor podrás manejar el malestar cuando aparezca.

En este proceso de aceptación de la nueva identidad que afecta también al cuerpo, tendrás ventaja si partes de una buena autoestima, pero si no es el caso no te preocupes, puesto que durante el embarazo y el posparto se produce un fenómeno llamado «plasticidad neuronal» que permite crear nuevas conexiones que facilitan el vínculo con el bebé y el reconocimiento de sus necesidades.

Como ya hemos visto, estos procesos podrían ser momentos especialmente potentes para sanar y transformarse, sobre todo si una psicóloga especializada te acompaña en el proceso. Considéralos como un impulso que, bien aprovechado, te va a permitir profundizar en tu autoconocimiento y bienestar.

EL POSPARTO EN PAREJA

En mitad de toda esta transformación, cambia también la relación de pareja. Si antes teníais tiempo para compartir aficiones, espacios y mirada, en el posparto es la bebé quien copa toda la atención. Las rutinas y las tareas domésticas se organizan en torno a las necesidades de vuestra hija. Puede que hayáis sido previsoras y tengáis el congelador repleto de comida nutritiva, que intuyerais la etapa que os esperaba y hayáis establecido un reparto de labores… O puede que no tuvierais ni la más remota idea de lo que se avecinaba. Sea como sea, el posparto está lleno de incertidumbres y muchas veces es necesario improvisar. La bebé también tiene su propio carácter, que va a influir mucho en vuestra organización.

Es posible que sientas que no os encontráis, que tenéis necesidades distintas. A veces ni siquiera coincidís a la hora de comer, pues hacéis turnos para cuidar de la bebé. Quizá a ti el cuerpo te esté pidiendo más intimidad («cueva») y a tu pareja le pida socializar o seguir haciendo lo mismo que antes. Si además te quedaste embarazada cuando llevabais pocos meses de relación, cuando aún la química y el enamoramiento eran muy intensos, ahora tenéis que hacer el trabajo de conoceros en situaciones en las que no os habíais encontrado: con falta de sueño, con presiones, con inseguridades…

En mi experiencia, tanto personal como profesional, he podido comprobar que es muy importante que tu pareja entienda qué os ocurre a la bebé y a ti para que pueda encontrar su propio lugar.

Si conoce las implicaciones de la matrescencia, le será más fácil velar para que nada interfiera en el vínculo mamá-bebé, a la vez que aprenderá a relacionarse con la criatura y con tu nueva «yo»: tu «yo madre».

Pero ¿qué puede hacer tu pareja para que la adaptación sea más fácil (o al menos más saludable) para todos los miembros de la familia? Además de entender que te has transformado, puede ocuparse de algunas otras cosas, que seguramente le resulten más sencillas de la mano de una psicóloga perinatal. Por ejemplo:

- **Encargarse de las tareas domésticas y de las otras hijas (si las hay), del trabajo invisible**, para que no tengas que sumar más carga a toda esa labor tan agotadora relacionada con los cuidados de la bebé, con proteger vuestro vínculo. Entre estas tareas de tu pareja está toda la burocracia que implica el nacimiento vuestra hija.

  Si tu pareja es hombre, puede que su concepto de masculinidad entre en crisis. La idea tradicional de paternidad se centraba en generar los recursos económicos para mantener a la familia. Actualmente está en marcha una transición hacia nuevos modelos de padres. Muchos varones intentan cambiar, pero continúan sintiendo que su papel fundamental es ser sostén económico, probablemente porque es lo que aprendieron de su padre durante su infancia. Esta división de roles puede generar en ti mucha frustración, hacer que te sientas en desventaja con respecto a él.

  Tu pareja puede optar por vivir el primer tiempo del posparto en simbiosis, adaptándose al ritmo lento de mamá y bebé, observando atentamente vuestra transformación. En estos casos, es muy importante que haya una red de apoyo (familia, amistades…) dispuesta a ayudar en el cuidado de la nueva familia.

- **Entender que su papel es muy importante, pero distinto al tuyo como madre (gestante).** Si comprende que tu cuerpo es muy tranquilizador para la bebé, que lo reconoce y lo espera, podrá no sentirse fuera de sitio. Además, tú eres la única que puede dar el pecho a tu bebé, e incluso aunque le des biberón, se recomienda que seas tú quien lo haga, de la misma forma que darías el pecho. Excepto eso, tu pareja puede ocuparse de muchas otras cosas, como cambiar el pañal, mecer, calmar, interactuar, preparar el baño... A medida que vuestra hija se haga mayor, el apego se extenderá hacia su padre u otra madre. Pero, para eso, es necesaria presencia, atención y contacto.

Algunas parejas se sienten desplazadas. Experimentan tanta incomodidad ante la imposibilidad de encontrar su lugar que evitan pasar tiempo en familia. Sus rutinas no varían; siguen quedando con amigos con la misma frecuencia, continúan yendo al gimnasio cinco veces a la semana o se abstraen con hobbies.

Cuando no hay una sintonía entre lo que necesitas y lo que tu pareja es capaz de ofrecer, puedes sentirte muy enfadada. A veces el enfado se suma a un sentimiento de soledad y rabia que se ha ido generando durante el embarazo y desde el parto. Durante el embarazo, porque no te ha sabido acompañar en los cuidados que necesitabas, no se ha implicado en informarse sobre paternidad/maternidad o no se ha vinculado con vuestra hija; desde el parto, porque no ha sabido actuar de la forma que necesitabas, sobre todo si has experimentado un parto traumático.

- **Mediar con la familia de origen.** Si sois primerizas, ahora tenéis un reto por delante que implica desarrollaros en vuestros nuevos roles. La familia extendida tiene que aprender también a respetarlos, sin interferir. Tu pareja puede ocuparse de mediar, especialmente con su familia, para que respeten vuestra necesidad de intimidad.

- **Fomentar la comunicación sin hacer juicios.** Va a ser mucho más fácil que os adaptéis durante el posparto si ambas partes os podéis expresar con sinceridad, de forma asertiva. Es decir, sin dar por hecho que una parte sabe lo que le pasa a la otra, sin callarse nada para evitar «explotar» cuando se haya acumulado demasiado silencio, desarrollando una escucha activa, cuidando de no invalidar las emociones, siendo un apoyo emocional, sin entrar en debates en los que debe haber una ganadora y una perdedora.

El sexo suele ser un tema recurrente de desencuentros en la pareja durante el posparto; merece que entremos a contemplarlo en profundidad.

LA SEXUALIDAD POSPARTO

Es posible que te encuentres en la misma dinámica que muchas parejas en lo concerniente a la sexualidad. Sería algo así:

Te pasas el día con tu bebé, poniendo el cuerpo mañana y noche porque tu hija se calma cuando está en contacto contigo. Te ocupas de tomas nocturnas y despertares, quizá de alguna extracción de leche entre medias. Por la mañana, más de lo mismo: cuidar, repasar en tu mente todo lo que no se te puede olvidar hoy.

«Tengo que poner la lavadora de prendas delicadas», «Que no se me pase comprar pañales», «No respondí al mensaje de mi amiga», «Ya no quedan limones»… Tu pareja se ha reincorporado hace unas semanas al trabajo y pasas el día sin mantener una conversación con una persona adulta. La gran mayoría de tus interacciones se han producido en «maternés», exceptuando la conversación que has entablado con la cajera y la videollamada con tu madre.

Cuando llega tu pareja, lo primero que haces es ofrecerle a la bebé. No puedes más. Quieres ir a hacer pis en intimidad o darte una ducha sin tener que hacer aspavientos a través de la mampara para que tu hija no llore mientras te enjabonas. Estás agotada.

Sobre las nueve se duerme la niña mientras le das el pecho/biberón. ¡Al fin! Sabes que tienes tres horas en las que dormirá profundamente. Tu pareja te está esperando en el sofá, pero tu reloj interno te está avisando de que también es el momento de dormir. Te sientes culpable porque sabes que es vuestro rato de pareja, pero a la vez es ese instante del día en el que puedes estar a solas contigo misma. Echas de menos esos ratitos en los que no tienes que estar para nadie. Te encuentras tan a gusto…

Precisamente por esta necesidad de no compartirte con nadie, hace un tiempo que estás alejándote de tu pareja. Cuando te acercas en busca de cariño, de mimos, de un abrazo…, esos gestos son interpretados como el comienzo de una interacción sexual. Tú estás cansada, no te apetece. Por eso estás esquiva; prefieres evitar el contacto para no tener que rechazarle. Os estáis distanciando. Puede que tu pareja reclame más encuentros sexuales y tú te sientas presionada, lo que te aleja cada vez más.

El posparto, igual que el embarazo, el parto y la lactancia, forma parte de la vida sexual y reproductiva de las mujeres que son madres. Esta sexualidad está relacionada con los mismos mecanismos hormonales que se despliegan en ti para garantizar la supervivencia de tu criatura. Es una parte muy animal. ¿Has visto lo que ocurre con otras mamíferas en la naturaleza? Mientras una madre está en etapa lactante, criando a sus cachorras, no entra en celo.

La libido, es decir, el deseo, disminuye durante el posparto, especialmente durante los primeros meses y si hay lactancia materna.

La lactancia materna está mediada por la producción de prolactina. El aumento de prolactina hace que bajen los estrógenos, que son las hormonas que intervienen en el deseo sexual de las mujeres, entre otras funciones. Los hombres, por su parte, también pueden experimentar cambios con la llegada de la bebé: baja la testosterona, la hormona encargada de su deseo sexual.

Por lo tanto, hay algo muy biológico que se une a la carga mental de las madres, al cansancio de criar. Si pasas el día sola con tu bebé, es muy probable que te sientas exhausta por la fusión, por tener que mantener tu atención puesta en las necesidades de tu hija. También a nivel mental te puedes sentir drenada de energía si constantemente estás repasando la lista de cosas por hacer y cómo te vas a organizar.

Además, tenemos un concepto muy equivocado del sexo. Lo

relacionamos con penetración y nos cuesta aceptar que la forma en que mantenemos relaciones sexuales va cambiando con el tiempo. Idealizamos esos primeros encuentros en donde la química de la primera fase de nuestra relación hacía que saltaran chispas. Debemos entender que la sexualidad se va adaptando, igual que lo ha hecho nuestro vínculo con el tiempo.

Por esto, durante el posparto, puedes encontrar otras formas de vivir tu sexualidad que respeten tus necesidades, sin tener que forzar nada. Por favor, no te sientas obligada a satisfacer a tu pareja si tú no tienes ganas porque, en un intento de acercarte a ella, conseguirás todo lo contrario, que aumente tu rechazo.

Para poder encontrar esas nuevas formas debe haber muchísima comunicación. Es importante que os podáis entender. Quizá si las características de tu parto han dejado cicatrices físicas (episiotomía, desgarro, cesárea…) o emocionales (si ha habido un parto traumático) puedes explicarle lo que supone para ti la penetración. Podéis encontrar otras formas de dar y recibir placer. ¿Quién dice que un abrazo largo no es sexualidad? ¿Qué pasa con los masajes? La sexualidad no se limita a los genitales.

Por cierto, no des por hecho que la comunicación se dará espontáneamente si no tenéis tiempo para poder miraros a los ojos, para pasar tiempo juntos. Ambas partes de la pareja tenéis que propiciar el encuentro y la disponibilidad. Una sexóloga con perspectiva perinatal puede ayudaros mucho a generar entendimiento y conexión.

Sobra decir que este discurso no tiene por qué representarte. Quizá tú sientas una gran expansión tras tu maternidad. Tu experiencia es tan válida como la que he descrito aquí.

Decíamos que el cansancio influye en la sexualidad. ¿Qué sucede con la carga mental cuando, además, estamos criando a más de una hija?

EL POSPARTO CUANDO TIENES HIJA/S MAYOR/ES

Cuando llegas del hospital con tu recién nacida en brazos y te toca abrazar a tu hija mayor, de repente sientes que está enorme. ¿Dónde ha ido a parar esa niña pequeña a la que dejaste hace un par de días? Experimentas un gran impacto.

Te preocupa que pueda sentirse desplazada, que tenga celos. Os habíais preparado con todos los libros de la biblioteca sobre hermanas mayores, pero temes que la situación se os vaya de las manos. La ambivalencia comienza a campar a sus anchas en ti. Quieres estar con tu hija mayor porque la has echado de menos, pero a la vez la demanda de la pequeña ocupa gran parte de tu tiempo. Además, has perdido la cuenta de las veces que le pides que no despierte a la bebé, que no grite, que espere. Culpa. No paras de pensar en cómo puedes compensar tu ausencia.

Por otra parte, tampoco puedes garantizar a tu recién nacida el silencio y la tranquilidad que tuviste con la mayor. No pasas tanto tiempo observándola, durmiendo a su lado…

El cansancio de las primeras semanas y la carga mental de la organización relativa a las dos hijas te pasa factura. Pierdes más la paciencia. Si, además, tu hija mayor es aún bebé, la sensación de urgencia por atender a las dos se multiplica. Parece que te pasas el día apagando fuegos.

«¿Cuándo acabará esta etapa?», piensas. Y a la vez te sientes mal porque se supone que debes disfrutar.

Te invito a que pienses que este es un periodo de adaptación más en la vida de tu hija. Como todo cambio, necesita tiempo, paciencia y acompañamiento emocional por parte de todos los miembros de la familia.

Tú y tu pareja también lo necesitáis, que no se te olvide. Por eso, si cuentas con apoyo familiar o de amistades para aligerar toda la carga logística, os resultará mucho más fácil.

Te propongo una serie de pautas para facilitar la transición:

- Cuando sientas que te paraliza la culpa por las emociones que experimenta tu hija mayor **recuerda la metáfora del ancla**. Imagina que tu hija mayor es un barco que está llegando a puerto, pero tiene que atravesar una tormenta. Esa tormenta son sus emociones y tú eres el ancla. Por mucho que soples a las nubes, no van a desaparecer. Tu papel es sostener, contener sus emociones, validarlas y ponerles nombre. Tu hija necesita saber que tu amor no ha cambiado aunque se estén produciendo tantos cambios en vuestras rutinas. Eso lleva tiempo. Y tú has de recordar que eres ancla y no tormenta.

Si la culpa llega por no poder prestarle la misma atención a tu hija menor en comparación con la que le prestabas a su hermana mayor, piensa que ahora tienes otras ventajas. Por ejemplo, tomas decisiones sintiéndote mucho más segura, es probable que tus miedos hayan disminuido, eres capaz de resolver los desafíos del día a día con más destreza, etc.

- **Asegúrate de pasar tiempo a solas con cada una de tus hijas.** Aunque te cueste mucho, es una dinámica que hará que te sientas conectada con las dos. Si tienes pareja, habla con ella para poder organizaros, porque también le favorecerá pasar tiempo a solas con ambas hijas.

- **Involucra a tu hija mayor en las tareas que sean adecuadas para su edad.** Ten cuidado, no la hagas responsable de algo que no le corresponda; simplemente permite que se sienta parte, que se sienta útil.

- **Habla con amigas y familia para que puedan pasar tiempo con vuestra hija mayor.** La llegada de una bebé causa mucha ternura, pero quien más va a agradecer recibir atención es la hermana mayor.

- **Apúntate a grupos de bimaternidad.** Hay grupos terapéuticos en los que se comparten las inquietudes y experiencias de tener dos o más hijas.

- **Practica el porteo.** Aunque te dé pereza aprender, el porteo es una de las opciones que más te pueden facilitar la vida. Hay muchos tipos de portabebés. Lo ideal es que hables con una asesora de porteo para que pueda recomendarte el que más se adapte a vuestras circunstancias. Ella misma te enseñará cómo colocarlo de la manera adecuada. Así, mientras tu bebé pequeña está en contacto estrecho contigo, calmada, recibiendo todas las ventajas que ya hemos visto que aporta el que estés tan cerquita de ella, tú tendrás las manos libres para poder acompañar a tu hija mayor, jugar con ella o salir a pasear agarradas de la mano.

- **No te olvides de ti.** Tú también tienes que adaptarte a la nueva situación. No te pospongas, no te desgastes, no entregues más de lo que puedas dar. Si repones horas de sueño te vas a sentir con muchísima más energía, y eso implica estar mejor a nivel emocional con tus hijas y tu pareja.

Poco a poco te darás cuenta de que la etapa más estresante ha pasado. Verás a tus hijas jugar y cuidarse mutuamente. También te volverás una experta en mediar en conflictos entre ellas, pero esa ya es otra historia.

LA VUELTA AL TRABAJO REMUNERADO

La vuelta al trabajo remunerado suele ser un reto para algunas madres. Y es que quizá ya desde el embarazo comenzaras a hacer cálculos para poder anticiparte y armar un plan que se adaptara a tus circunstancias.

Prever nos aporta cierta seguridad porque de alguna forma calmamos la incertidumbre, nos da sensación de control. Sin embargo, si siempre tienes la mente en el futuro estarás abriendo la puerta a la ansiedad. Probablemente vivas acelerada, con la sensación de que el tiempo se te escurre entre los dedos.

Por otro lado, es más que entendible que ante la anticipación de un cambio tan grande quieras saber de cuánto tiempo dispones para estar junto a tu criatura.

Lo que nadie puede explicarte es cómo pueden cambiar tus ideas tras la experiencia del parto o la fusión que se genera con tu bebé. En muchas ocasiones se produce un choque entre lo que imaginabas que harías y lo que realmente sientes que quieres hacer con respecto a la reincorporación al trabajo remunerado.

Este conflicto puede ser realmente doloroso si tu sentir te lleva a tomar una decisión contraria a la que proyectabas, sobre todo si choca con la imagen que tenías de ti misma. Quizá este sea uno de los primeros «yo nunca» que te saltes.

La obligatoriedad de volver al trabajo remunerado cuando las bebés son tan pequeñas les afecta a ellas y a las madres en particular, pero es un problema estructural.

Privatizar los cuidados y separar a madres y criaturas de forma tan temprana hace más probable que existan consecuencias en la salud mental de esas personas. Si bien no es determinante, es muy posible que se vean reflejadas en la forma que tengan de relacionarse en la edad adulta.

Necesitamos un cambio colectivo que reclame el derecho a maternar sin precariedad, tal y como reivindica la asociación PETRA Maternidades Feministas. Es indispensable que se conozca nuestra realidad.

> Para Victoria, el trabajo siempre había sido lo primero. Dedicó muchos años a formarse y seguir creciendo para poder tener el puesto que deseaba. Siempre había dicho que no dejaría que la maternidad cambiara esto. Llegó a consulta con un conflicto interno. Deseaba permanecer más tiempo con su bebé, pero no sabía si estaba haciendo lo correcto; sentía que se estaba traicionando.
>
> Necesitaba ajustar sus expectativas a la realidad que estaba viviendo.
>
> Hizo un trabajo de aceptación: tener a su hija le había cambiado la perspectiva y era importante que tomara una decisión para no seguir perdida en la incertidumbre.

Tomar decisiones te ayuda a avanzar, sobre todo si eres capaz de aceptar la pérdida que conlleva. A veces es necesario hacer un pequeño duelo que te permitirá, más adelante, poner el foco en lo que te aporta haber realizado una elección.

Cuidado con la culpa: puede aparecer tanto si estás en casa, para recordarte que no eres económicamente productiva, que no eres «buena feminista», como si te vas al trabajo, para decirte que echas de menos a tu criatura y ella a ti.

Asimismo, es habitual que el entorno responda más rápidamente a las peticiones de ayuda para cuidar a tus hijas cuando se trata de trabajo remunerado. Pareciera que es más fácil ausentarse para trabajar o estudiar que para el autocuidado, lo que dice mucho sobre la importancia que da esta sociedad a la salud mental en general y a la de las madres en particular. Esto ocasiona que algunas madres encuentren alivio en sus puestos de trabajo, porque les permite desconectar de la carga mental que supone el cuidado, sobre todo si el trabajo no es en casa.

Si estás en el proceso de reincorporación al trabajo remunerado, te será muy útil contar con una red de ayuda con la que no te sientas juzgada a la hora de expresar tus emociones. Es liberador hablarlo con madres que ya han pasado por lo mismo o estén atravesando tu misma situación en este preciso momento. Aunque cada una lo viva a su manera, habrá ciertas sensaciones en común que ayudarán a aliviar el malestar ante el cambio.

Otro recurso que suele dar mucha tranquilidad es pedir apoyo a tu familia para el cuidado de la criatura, bien para que se hagan cargo de ella, bien para que ayuden en la logística familiar. Desafortunadamente, cada vez resulta más difícil contar con este recurso por las características de la sociedad: la maternidad se retrasa y las abuelas son mayores, o aún no se han jubilado, o quizá hayas tenido que migrar en busca de oportunidades laborales y no puedas contar con ellas.

Además de culpa, quizá sientas inseguridad al reincorporarte al trabajo remunerado.

**La sensación de estar dispersa
o tener en la cabeza temas relacionados
con la maternidad y la crianza puede que
te genere dudas sobre tu capacidad para
volver a centrarte en el desempeño
de tus obligaciones laborales.**

Si la vuelta es a un ambiente muy masculinizado donde suele quedar lejana la empatía hacia la experiencia materna, el reto es aún mayor.

No olvidemos que el cerebro materno cambia durante el embarazo; se producen cambios neurológicos que explican ciertos lapsus y olvidos. Pero tengo buenas noticias. La ciencia sigue avanzando en este campo. Los estudios realizados en esta última década nos muestran que alrededor de un año después de haber dado a luz, el cerebro no solo deja de estar más olvidadizo, sino que tiene más capacidad de atención en comparación con quienes no han tenido hijas.

¿Has oído hablar del fenómeno de la impostora? Quizá te suene más el concepto **«síndrome de la impostora»**. Son lo mismo, pero utilizaré el término «fenómeno» con la intención de despatologizar algo tan común, sobre todo en mujeres. Te reconocerás en él si sientes que no mereces el puesto de trabajo que desempeñas, si crees que llegaste donde estás de forma fortuita por una especie de engaño y que, en cualquier momento, van a darse cuenta de la verdad.

La voz de la impostora acostumbra a susurrarte cosas como «no eres capaz», «X lo haría mejor que tú», «no tienes suficiente experiencia», «deberías formarte o tener más conocimientos del tema X», «no lo haces tan bien como deberías», «te has equivocado y eso demuestra lo poco válida que eres», «van a descubrir que eres un fraude»...

Todas estas frases que te resuenan en la cabeza vienen de la mano de creencias limitantes que has interiorizado a lo largo de tu vida, principalmente en tu infancia. Por ejemplo, si te valoraban en función de tu rendimiento académico y había unas expectativas muy altas, o si te infravaloraban. Pero también existe un componente estructural: los roles de género y la forma en que hemos sido socializadas las niñas explican por qué es a las mujeres a quienes más les afecta el fenómeno de la impostora.

Si antes de la maternidad te identificabas con este fenómeno, puede que al volver a tu puesto se agudice si le sumas la sensación de dispersión derivada del *mommy brain*, ese concepto que vimos cuando hablábamos de la poda neuronal que se produce durante el embarazo.

Te invito a que revises el origen de tus ideas sobre ti misma. ¿De dónde provienen estas creencias limitantes sobre tu valía? ¿Qué esperaban tu madre, tu padre o tus cuidadoras de ti? ¿Cómo te afectaba? ¿Cómo crees que te ha afectado a lo largo de tu vida en los estudios, en tu trabajo, en tus proyectos familiares? ¿En qué te ayudan esos pensamientos que tienes? ¿Pensando así evitas o ganas algo?

Una vez que hayas dado respuesta a estas preguntas, te sugiero que observes cómo te hablas a ti misma. Puedes dedicar unos cuantos días simplemente a estar atenta, como espectadora, sin intentar modificar nada. Después, trata de cambiar esa voz a una más compasiva, más amable. Al principio no te va a salir perfecto, pero quizá puedas rectificar cuando te des cuenta de que te estás hablando de una manera demasiado crítica.

Verás que esto te permite hacer pequeños cambios progresivos en tu forma de pensar y actuar. Quizá notes que te atreves a expresar tu opinión sobre más temas, a entregar tu trabajo sin dedicarle horas extra, o que disminuye tu ansiedad desde que lo entregas hasta que te hacen algún comentario sobre él.

LA DECEPCIÓN POR EL SEXO DE LA BEBÉ: UN GRAN TABÚ

Ya hemos visto que la experiencia materna trae consigo muchos tabúes que cuesta verbalizar. Uno de los que generan mayor malestar es la decepción por el sexo de la bebé, que suele vivirse en soledad por la incomprensión que provoca.

Me ha costado ubicar esta experiencia a lo largo del libro, porque siento que podría haber encajado perfectamente en el capítulo del embarazo o en los duelos, pero, como creo que la intensidad del malestar de quien lo experimenta es mayor durante el posparto, le he dado este lugar.

Es posible que en algún momento durante el embarazo hayas dicho eso de que «hay cosas más importantes» que el sexo de la bebé. Está claro que la prioridad no debería ser esta, pero, cuando sucede que te sientes mal porque la realidad no encaja con las expectativas que tenías, no es algo que decidas tú como madre. Simplemente te encuentras de golpe con ese pesar profundo que te impide alegrarte cuando te enteras de que tu bebé tiene el sexo opuesto al que esperabas. Junto con la decepción aparece la culpa, porque piensas que tu bebé puede sentir dentro del útero que no la quieres tal y como es.

La verdad es que tú sientes amor, pero, a la vez, tienes que hacer un trabajo por cambiar expectativas. Mientras celebras la vida de tu hija, atraviesas un duelo. Aparece la ambivalencia: amor y dolor simultáneamente.

Es posible que durante el embarazo vayas gestionando la situación, pero que más tarde, en el posparto, aflore una gran tristeza. También puede suceder que te aferres a la esperanza de que la familia aumente en algún momento del futuro y que, entonces, la criatura sea del sexo que tú deseas.

Si en una segunda gestación, de nuevo, las expectativas no se cumplen y el sexo no coincide con el anhelado, es probable que vuelvan a emerger la tristeza y el dolor que en algún momento se escondieron detrás de la esperanza.

Las situaciones más cotidianas pueden convertirse en momentos desagradables. Por ejemplo, el simple hecho de encontrarte con madres acompañadas de sus hijas, o con embarazadas, aunque no conozcas el sexo de la bebé que gestan, puede hacerte recordar lo que tú no tienes.

Para el resto de las personas es difícil entenderte. Quieren acompañarte, pero la falta de educación emocional las lleva a animarte con frases hechas del tipo «tú lo que tienes que hacer es disfrutar de tu bebé, que está sana». Suelen conseguir invalidar tus emociones y que la próxima vez quizá no te apetezca compartirlas.

Los estereotipos y comentarios que se hacen al respecto del sexo de la bebé no ayudan nada. Es más, contribuyen a generar un imaginario que alimenta este tipo de creencias que tanto nos dañan, como que duele más parir a los varones, que las niñas les roban la belleza a las madres durante el embarazo o que, cuando los varones crecen, se van y se pierde el vínculo definitivamente con ellos.

Las madres de varones me cuentan que, al dar la noticia a algunas personas, estas, en lugar de felicitar, reaccionan con una especie de pésame al estilo de «Vaya…, la próxima será niña». Pero estas expresiones tan desafortunadas no se quedan en la gestación; durante la crianza hay quienes dicen que tener varones solo sirve «para que se los lleve otra…», perpetuando así la idea de rivalidad entre mujeres y el mito de que, cuando son adultos, los hombres rompen el vínculo con sus familias de origen.

Además de todos estos mitos, también pueden interferir en tu deseo respecto al sexo de tu bebé experiencias previas que hayan condicionado tus expectativas. Por ejemplo, si tus modelos masculinos han sido pocos, distantes y no han sabido mantener la relación con sus propias madres, es probable que sientas que tus hijos harán lo mismo. También puede influirte el haber experimentado situaciones de injusticia con respecto a tus hermanos, amigos o compañeros de clase. Por ejemplo, si tu hermano podía salir a jugar después de comer y tú tenías que ayudar a recoger la cocina. Y, por supuesto, si has vivido situaciones traumáticas a manos de un hombre (o más), también puedes temer que en un futuro se convierta en agresor...

Macarena es madre de dos niños. Llegó a consulta cuando el hijo pequeño tenía un mes. Se sentía muy triste porque ella deseaba tener una niña. Aunque su marido y su madre son incondicionales para ella, no sabían cómo ayudarla. Macarena reconocía el esfuerzo de ambos, pero se sentía desbordada por el tema del sexo de su hijo.

No quería salir al parque con el hijo mayor y evitaba quedar con su mejor amiga, que tenía una niña unos meses mayor que su bebé.

Repasando su historia familiar, nos encontramos con un padre poco vinculado a su propia madre (la abuela de Macarena), y con su marido, que tampoco mantiene una relación estrecha con su madre.

Macarena tiene un hermano pequeño al que quiere mucho, pero entre ellos no hay demasiada confianza. Me contaba que se había distanciado de la familia desde que se había echado novia. Durante su infancia y adolescencia los roles de género estuvieron muy marcados. Ella asumía responsabilidades que a él no se le exigían.

Macarena estaba convencida de que sus hijos dejarían de contar con su padre y con ella cuando crecieran. Sentía que el esfuerzo que ponía al cuidarlos no serviría de nada porque al final se quedaría «sola».

Para ella fue un gran alivio saber que no era la única a la que le sucedía esto. Se sintió menos presionada desde que pudo hablar en las sesiones sabiendo que allí no le invalidaría sus emociones. Fue muy importante para ella dejar de sentirse una exagerada.

Trabajamos sobre sus creencias, sobre cómo se habían ido formando. También sobre qué podían hacer ella y su pareja diferente en la crianza de sus dos hijos, qué tipo de valores les querían transmitir.

Si estás en una situación similar a la de Macarena, te sugiero que encuentres espacios seguros donde sepas que no serás juzgada, donde te puedas abrir porque seas consciente de que nadie te hará sentir mal.

Mientras exploras el vínculo con tu bebé, no es fácil darte a ti misma el permiso para hacer el duelo por la ausencia de algo con lo que habías soñado, pero es más complicado aún ignorarlo. Antes de sentir aceptación, van a coexistir amor y dolor. Es importante que entiendas, que lo repitas como un mantra si es necesario, que el duelo por la expectativa no disminuye el amor por tu hijo.

Cuando en consulta trabajo con madres que están atravesando este duelo, llega un momento en el que les planteo el concepto de la humanidad compartida. Como ya hemos visto, es la capacidad de darnos cuenta de que todas las personas sufrimos, de que todas queremos sentir calma y alivio, de que todas tenemos cosas en común. El objetivo es que, a partir de esta idea, se centren menos en la cuestión del sexo de las hijas y sus diferencias, y más en lo que compartimos todas las madres, es decir, lo que nos une, que es el amor hacia nuestras criaturas, el deseo de que estén bien, de que sufran lo menos posible, de que se sientan amadas, de que sepan que en nosotras tienen un lugar seguro.

EL FIN DEL POSPARTO EMOCIONAL

Como ya adelantaba en la introducción de este capítulo, el posparto emocional es la etapa del puerperio que va desde el momento en que la parte fisiológica ha vuelto a la «normalidad» y ha finalizado el sangrado, hasta que termina la fusión emocional con tu hija. La duración puede ser muy diferente en cada madre. Esther Ramírez Matos afirma que termina cuando tu criatura gana autonomía y a la vez tú sientes que tu hija «va saliendo de tu esfera emocional».

El fin del posparto puede venir acompañado de distintos hitos: el fin de la lactancia, el fin del colecho, la escolarización… Aunque también cabe la posibilidad de que el tuyo sea un posparto emocional eterno porque tu hija presente una discapacidad que dé lugar a una fusión emocional sin fin.

Lo que más me gusta del fin del posparto es que nos devuelve el poder a las madres. Es decir, es subjetivo. Termina cuando tú así lo sientes. Es tu opinión la que cuenta.

Comienzas a sentir algo distinto, algo así como un cambio de identidad menos abrupto que al entrar en el posparto. Quizá menos abrumador.

Tania tenía una hija de tres años y medio. Estaba algo perdida porque la maternidad le había impactado con fuerza y notaba que algo dentro de ella se estaba «moviendo». Habían sido años de mucho contacto con su pequeña, en los que todo giraba alrededor de ella. Describía la etapa que estaba viviendo como un oleaje. Para ella, el final de la fusión emocional había llegado con la incorporación de su hija al colegio, pero no estaba dándose de forma abrupta, sino que sucedía con idas y venidas. Unos días tenían la necesidad de estar más en contacto y otros la separación era más fácil. Sentía que sus intereses e inquietudes también se estaban ampliando. Además, el deseo hacia su pareja y la importancia que le daba a sentirse deseada recobraban interés.

Si estás atravesando el fin de la fusión emocional es posible que experimentes sorpresa. Cuando pensabas que te quedarías instalada en ese estado de «madre leona» para siempre, que esa sería tu dinámica de vida, de pronto: ¡sorpresa!, comienzas a salir de ahí. Es algo parecido a lo que sucede cuando vas terminando la adolescencia y tienes un pie en la primera juventud. Parece que todo lo ves con más claridad. Además, el posparto y la adolescencia comparten algunas características. Ambas etapas conllevan mucha transformación, adaptación, inseguridad, cambios de identidad y mucho movimiento en los ámbitos neuronal, hormonal y físico.

Por una parte, puedes vivir el fin del posparto emocional como un pequeño duelo en el que sientes nostalgia. Miras atrás y te parece que fue ayer cuando llegabas a casa con tu recién nacida en brazos. Sientes que has perdido algo muy especial. Por otra parte, cuando estás finalizando el posparto emocional, puedes experimentar alivio. Tienes más espacio para ti, el instinto se transforma y puedes pasar más tiempo separada sin sentir agobio, los intereses se renuevan o se reactivan, no tienes tantos despistes…

Si crees que te has quedado estancada en el sentimiento de pérdida, te invito a que eches la vista atrás a la historia de vuestro vínculo. Observa cómo te relacionabas con tu hija desde el embarazo, en sus primeros días de vida, cuando cumplió el primer mes, con dos meses, cuando comenzó la alimentación complementaria, cuando dio sus primeros pasos… y así hasta la actualidad. Quizá te ayude contemplar fotografías. Si la analizas, vuestra relación ha ido cambiando y hoy en día sigue evolucionando. Cada una de esas etapas tiene su encanto. Probablemente hoy puedas conectar con tu hija de una forma especial, distinta a como era cuando te necesitaba tanto. El vínculo seguirá cambiando, pero eso no significa que sea peor.

Los pospartos, como las maternidades, son diversos. Cada experiencia es única y totalmente válida.

He intentado recoger en este capítulo gran parte de la experiencia materna sabiendo que no siempre te sentirás identificada y que me dejo muchas otras vivencias sin abordar (posparto con bebés prematuras, con bebés hospitalizadas, posparto cuando vives lejos de tus raíces, posparto de madres adolescentes…). Es la parte del libro que más me ha costado escribir porque entiendo lo fácil que es conectar con la culpa. Te pido disculpas si en algún momento no he conseguido evitar que la sientas. Asimismo, te invito a que revises qué partes te han interpelado y removido por dentro, ya que es posible que estén señalando algún duelo por resolver en tu maternidad.

A partir de aquí continúan etapas de crianza que también están llenas de retos. Durante el posparto se van creando las bases que te permitirán afrontar los nuevos desafíos, aunque nunca es tarde si sientes que hay algo que cambiar o reparar. Es precioso ver cómo tu hija se convierte en una persona autónoma, cómo va interiorizando los valores que para ti son importantes, desarrollando su propia personalidad.

Deseo que leer esto te permita comprenderte un poco mejor a ti misma y a otras madres, que te sientas un poco menos sola, que te impulse a encontrar otras mujeres con las que maternar.

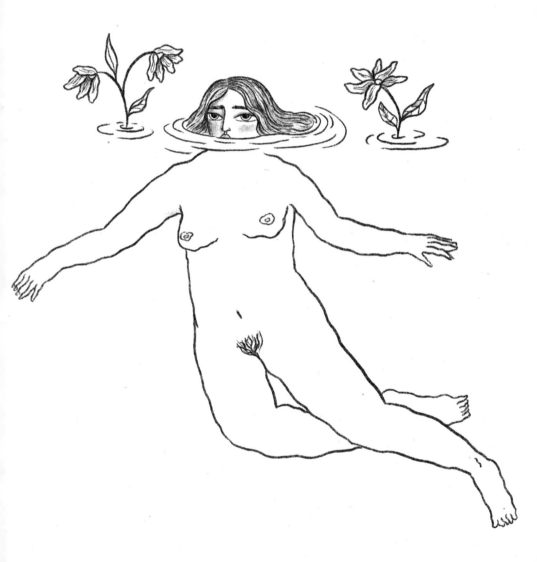

DUELOS

Qué paradójico resulta hablar de la maternidad, que lleva implícito acoger una nueva vida, junto con el duelo, al que solemos asociar con la muerte. Sin embargo, al mismo tiempo es muy necesario, porque en nuestra sociedad vivimos como si la muerte no existiera. Antes, hace algunos años, la muerte estaba integrada en nuestro día a día. Los velatorios familiares eran en las casas y veíamos a las dolientes vestidas de luto durante un tiempo. Además, vivíamos más cerca de los animales y desde niñas los veíamos nacer y morir.

Sin embargo, en pocas décadas hemos cambiado muchas de aquellas tradiciones por los tanatorios en las afueras de los pueblos y de los barrios, y todo ello rodeado de un gran silencio.

Por este motivo es para mí tan importante hablarte en este libro de la muerte y del duelo. Porque lo que no se nombra lo vivimos con una gran soledad.

No te preocupes si leer este capítulo es especialmente difícil para ti o si te remueve más de lo que esperabas. A mí también me ha removido escribirlo, por eso he tratado de abordarlo con mucha delicadeza.

Cuando hablamos de la muerte, inevitablemente aparece el duelo. El duelo es una reacción natural frente a la muerte. Es un proceso necesario para pasar el dolor y aprender a vivir con la ausencia.

El duelo no es lineal, aunque se ha popularizado la idea de que vas atravesando etapas (negación, ira, negociación, tristeza y aceptación) como si se tratara de una carrera. Es más bien una espiral, algo oscilante, en continuo cambio. Lo cierto es que el duelo puede ir trayendo distintas emociones a lo largo de un mismo día. Tú, junto a tu proceso de duelo, estás en constante transformación, porque se suelen ver afectadas todas las dimensiones de la persona: física, cognitiva, emocional, conductual, social y espiritual.

Se produce un cambio de identidad que, a veces, no es fácil de aceptar por una misma ni por las personas de alrededor.

Pensamos en el duelo y nos viene a la mente la palabra «tristeza», pero hay muchas más emociones entremezcladas que, como ya sabes, tienen una función: miedo, enfado, culpa, vergüenza, aflicción, envidia, nostalgia, soledad, impotencia, amor… Todas ellas nos permiten transformarnos.

La **impotencia** va unida a una profunda **tristeza** que te lleva a la introspección. Te das cuenta de que la situación no puede cambiar. Aunque resulta doloroso, necesitas reconocer que la pérdida es irremediable para, poco a poco, ir aceptándola, para dejar de resistirte. Cuando te rindes, por fin dejas de luchar y te entregas a la realidad. A pesar de que el concepto de rendición está asociado a algo negativo, en este caso es muy necesaria.

El **miedo** te permite anticiparte a posibles amenazas para poder tomar decisiones o pedir ayuda.

El **enojo** te moviliza, te lleva a tomar decisiones, a cuidarte. Cuando nos enfadamos, tenemos más fuerza para poner límites y más energía para generar cambios relacionados con nuestro autocuidado.

La **culpa** te impulsa a revisar qué ha podido suceder, si has podido equivocarte. Tu mente busca motivos. Las preguntas se repiten una y otra vez en tu cabeza. En muchas ocasiones, puede que ni siquiera tengas una explicación certera. A veces pensamos que, si conocemos las razones, algo podría cambiar. Recuerda que hay culpa patológica y culpa sana. La culpa patológica te ancla al pasado y te lleva a hacerte preguntas cuyas respuestas no te permiten avanzar, te encadenan al dolor e implican un gran desgaste de energía. Por ejemplo: «¿Por qué a mí?».

La **envidia** es una de las emociones que peor fama se llevan. Te muestra que has perdido algo muy importante para ti, pero que sí tiene otra persona; te hace compararte; te induce a evaluar si está en ti la capacidad de obtener eso. Durante el duelo perinatal, la envidia puede emerger cuando una amiga cercana se queda embarazada o cuando ves a una madre con su recién nacida por la calle. Es importante que no te juzgues, porque tener envidia solo te está mostrando tu humanidad. El quid está en cómo exteriorices esta emoción. Igual que es importante dejar de asociar enfado con agresividad, también deberíamos dejar de equiparar la envidia con desearle algo malo a otra persona.

La **vergüenza** es muchas veces consecuencia del tabú, especialmente en torno la muerte perinatal. El razonamiento que subyace es que si hay silencio es porque existe algo que debe ocultarse. Puedes sentir esta emoción también al sospechar que quizá seas tema de conversación o te estén juzgando. Sin embargo, cuando no caes en el autorreproche, la vergüenza puede llevarte a buscar sostén social, por ejemplo, en grupos de apoyo al duelo.

El **dolor** también nos empuja a buscar apoyo en unos momentos, e introspección en otros. Aunque sea tremendamente incómodo, es necesario para aceptar la muerte. Con el paso del tiempo se convertirá en **amor** y en gratitud. Hay personas en duelo que se quedan atrapadas en el dolor porque sienten que eso las une a sus seres queridos. Es importante que sepas que tu dolor no define cuánto amas a esa persona; así podrás decidir si quieres quedarte ahí o transformarlo.

No existe consenso sobre el final del duelo. Hay quien siente que el duelo te acompaña toda la vida y quien cree que acaba cuando por fin puedes transformar el dolor en amor. William Worden plantea la realización de cuatro tareas de duelo. La última sería dar sentido a la pérdida, esto es, entender qué aprendizajes nos ha dejado nuestra hija y la experiencia que hemos tenido, qué ha aportado a nuestra vida. Esto no quiere decir que pases página para olvidarla, sino que vivas en el día a día, en el presente. Consiste en volver a sentir ilusión por el futuro, sabiendo que la persona que has perdido siempre ocupará un lugar importante en tu vida.

En este enfoque del duelo como algo activo, como tareas que realizar, Worden propone aceptar la realidad de la pérdida, gestionar las emociones y el dolor, aprender a vivir con la ausencia y dar sentido a la pérdida.

EL DUELO PERINATAL

Podría entrar a conceptualizar los distintos tipos de muerte que ocurren durante el embarazo y poco después, pero no quiero liarte con categorías. No porque no sea importante, sino porque me centraré en el proceso del duelo, una experiencia que, según las estadísticas, vivirá una de cada cuatro madres embarazadas. A este duelo lo llamamos «duelo perinatal», pero también podemos ser más específicas y hablar de «duelo gestacional» o «neonatal», en función del momento de la pérdida.

Puede que a ti te sobren todas estas explicaciones porque lo hayas tenido que experimentar muy de cerca. Aprovecho para mandarte un abrazo enorme y decirte de nuevo que intentaré tratar este tema de la forma más delicada posible. Cada duelo es distinto, tanto como la persona que realiza el proceso. Esto es un principio fundamental que debemos tener presente. No pretendo decir cómo debes sentirte. Simplemente quiero que te sientas menos sola si estás pasando por un duelo ahora mismo y te identificas con algo de lo que exprese a continuación. Si no es así, déjalo pasar.

Hay frases que nadie querría escuchar jamás, que se te pueden quedar grabadas para siempre. Un «no hay latido» o «es incompatible con la vida» marcan un punto de inflexión en tu vida.

Por lo general, al recibir la noticia, se entra en un estado de shock. Te inunda la incredulidad. «¿De verdad esto me puede estar pasando?». «No puede ser verdad». Apenas alcanzas a escuchar lo que te están diciendo. Te paralizas.

Ya sabes que la mente es sabia y a veces utiliza mecanismos de defensa para cuidarnos. En este caso, esa sensación de irrealidad te amortigua el golpe de una noticia tan dura. En psicología lo llamamos **disociación**. Se produce cuando la corteza prefrontal del cerebro, encargada de la organización y la planificación, pasa a funcionar en un segundo plano. En estos momentos es el cerebro mamífero, el encargado de las emociones, el que «toma el control». Por eso, además de quedar paralizada (bloqueo), puedes sentir unas ganas tremendas de salir corriendo a casa (huida), a un lugar donde te sientas segura. Una tercera reacción que puedes llegar a experimentar es la agresividad (lucha). Estas tres respuestas (bloqueo, huida y lucha) son mecanismos automáticos que se activan cuando nos encontramos ante una situación que nuestro cerebro interpreta como peligrosa.

Lo más frecuente es que ese estado de shock ocurra en un momento en el que el personal médico te esté dando información de lo ocurrido y de cómo proceder. Por eso es tan importante que empecemos a dar espacio a la muerte perinatal cuando hablamos de maternidad o incluso en las preparaciones al parto: porque, aunque la forma de afrontarlo varíe de una persona a otra, puede ayudarte mucho tener algunas nociones previas. Por ejemplo, conocer las opciones que existen ante la muerte de tu bebé, o saber qué esperar de tu reacción emocional.

Es clave que el personal médico esté bien formado para poder acompañarte en ese estado de aturdimiento, de modo que pueda transmitirte la información de manera adecuada para que la comprendas, y así tomar decisiones.

El lenguaje verbal y no verbal de las profesionales de la salud puede contribuir a que el dolor sea aún mayor, puesto que lo habitual es que sus palabras y actitudes queden grabadas en tu memoria. No podemos olvidar que un mal acompañamiento en estas situaciones también es violencia obstétrica y suele complicar el proceso del duelo. Es su deber acompañarte respetando tus necesidades físicas, emocionales y espirituales.

Asimismo, es tu derecho que te ofrezcan opciones que faciliten la elaboración del duelo. Hoy en día sabemos que es positivo que pase un tiempo para poder procesar la noticia antes de iniciar cualquier procedimiento, como puede ser la inducción, precisamente por ese estado de shock del que hemos hablado. Es mejor no tomar decisiones precipitadas, aunque la mejor decisión siempre será la que tomes tú. Es conveniente que no consumas ansiolíticos en exceso para que estés en contacto con la realidad, aunque puedas recurrir a algún psicofármaco para descansar.

El cómo dar a luz a tu bebé también importa. Las guías de apoyo a la muerte perinatal, como la de la asociación Umamanita para la muerte perinatal y neonatal, plantean que un proceso de parto vaginal es lo más recomendable para no tener que pasar por la recuperación de una cirugía mayor y evitar posibles problemas en partos futuros (existe mayor riesgo de muerte perinatal cuando ha habido cesáreas anteriores). Sin embargo, como ya hemos dicho, la mejor decisión siempre será la que tomes tú.

Entre estas opciones facilitadoras del duelo está la oportunidad de atesorar recuerdos tanto antes como después del nacimiento, si las circunstancias lo permiten. Así, en caso de interrupción voluntaria del embarazo por malformación de la bebé, por ejemplo, aunque el dolor y las emociones pueden ser abrumadores, puedes seguir hablando con tu bebé, acariciando tu vientre… o vivir alguna experiencia significativa como hacer una ecografía 4D.

Tienes derecho a despedirte junto a tu pareja y tu familia, respetando tus ritmos y tu intimidad, sin presiones.

En caso de pérdida perinatal y neonatal, puedes aprovechar el tiempo de despedida para guardar un recuerdo tangible, como una fotografía, la huellita de sus pies, un mechón de pelo, un arrullo, la ropita que le pusieron… Todos los recuerdos que puedas guardar te servirán más adelante, puesto que su significado se irá modificando conforme avances en el duelo.

Si tu hija ha muerto con poquitas semanas dentro de tu útero puede que te haya dado tiempo a crear algunos recuerdos: quizá la prueba de embarazo, una primera ecografía o algún objeto que ya hayas preparado. También puedes crear tú misma esos recuerdos conforme pase el tiempo y le deis un lugar en vuestra familia.

Al llegar a casa entras en contacto con una nueva realidad. Tu cuerpo habla de una bebé que no puedes tener en brazos. Aún tardará un tiempo en volver la normalidad, aunque tú ya no sabes qué es lo normal.

Regresas a tu vida tal y como la dejaste, pero algo ha cambiado para siempre. Y es que tienes que vivir con la ausencia que deja tu criatura y «duelar». No solo por tu hija, sino por los sueños, los proyectos y las ilusiones que creasteis en torno a ella. Porque esa vida ya tenía un valor, era amada desde el mismo momento en que la pensasteis por primera vez, independientemente de la semana en que muriese. Tú lo tienes claro, pero la sociedad, que sabe poco sobre el duelo perinatal, te manda mensajes bastante desafortunados.

El duelo perinatal se enmarca en los duelos desautorizados; no se reconocen ni son validados por el entorno social, que tiende a minimizar las emociones de la pérdida en función de las semanas de gestación.

Los comentarios se clavan como lanzas. Se usan frases hechas que aluden a tu edad o sugieren que busques rápido un nuevo embarazo, como si se pudiera sustituir a la hija que has perdido. En definitiva, quieren que vuelvas a ser la de antes.

Muchas parejas viven sus duelos en soledad porque se han dado cuenta de que sus emociones no serán acompañadas. En cierta forma, es verdad: si no hemos aprendido a aceptar las emociones incómodas propias, ¡imagina las ajenas! Hacemos todo lo posible por intentar que desaparezcan. El problema es que, aunque consigamos que la persona que esté en duelo no exteriorice sus emociones, no podremos hacer que deje de sentirlas. Simplemente estaremos invalidando su sentir.

Como te he contado en la introducción del capítulo, la impotencia, la tristeza, el miedo, el enojo, la culpa, la envidia, la vergüenza, el dolor y el amor son emociones que aparecen durante el duelo. Todas te ayudan a adaptarte a la vida sin tu bebé. Son necesarias para iniciar una reconstrucción sobre la vida de antes, teniendo en cuenta el cambio de identidad que se va generando. Y es que en el proceso del duelo se modifica tu sistema de creencias, es decir, todas esas ideas sobre la forma de ver la vida y la manera en que funciona el mundo. Se da una transformación en tus roles, en la forma en que te piensas a ti misma, en el sentido que le das a la vida, en tu espiritualidad (tu fe, tus creencias)…

Esta transformación también se va a producir en el padre o la mamá no gestante. No podemos olvidar que cada duelo es único y ella lo vivirá a su manera. Su dolor suele estar poco acompañado, puesto que se minimiza por el hecho de no haber experimentado síntomas físicos, como si no se hubiera creado un vínculo afectivo o proyectos con respecto a su paternidad/maternidad.

Desde pequeños, los hombres han aprendido que no está bien llorar, que expresar tristeza o dolor es de débiles. Además, durante el duelo, se sienten presionados para ser «el fuerte», quien tiene que cuidar de la madre. Esto crea unas condiciones difíciles para que puedan elaborar su duelo. A veces, incluso encuentran dificultad para reconocer sus propias emociones.

Esta diferencia en la forma de vivir el duelo puede llevarte a creer que tu pareja no está sintiendo dolor o que el bebé no era tan importante para él/ella. La comunicación es fundamental para resolver los malentendidos y para crear un clima de intimidad. Así podréis ir cambiando el rol de cuidados de vez en cuando y ambas partes seréis apoyo en unas ocasiones y, en otras, os dejaréis cuidar.

ACOMPAÑAR EL DUELO PERINATAL

Todas acompañaremos en algún momento a alguien en duelo. Esta es una invitación para que seas esa persona capaz de sostener, simplemente con la voluntad de escuchar y observar. Para poder hacerlo, es necesario que revises cómo te sientes tú ante la muerte y la muerte perinatal, cómo te sientes ante el dolor, qué significado le das...

Quizá te encuentres en un momento vital en el que te resulte imposible acompañar a esa madre/padre. Llegará la oportunidad adecuada para expresarlo a la familia en duelo. Asegúrate de que sea así. Si eres sincera contigo misma, es posible que puedas ocupar otro papel en un segundo plano.

Nos han enseñado que ayudar implica ser proactiva, tener que hacer algo. En algunas ocasiones es así, pero nos falta aprender una parte fundamental:

Hay momentos en los que la mejor ayuda es estar presente y disponible, esto es, mantenerse al lado de la madre sin querer dar consejos, sin llenar los silencios, simplemente con apertura a la escucha cuando la doliente lo necesite.

Existen un montón de frases hechas del tipo «Todo pasa por algo», «Ahora está en un lugar mejor», «Eres joven, ya tendrás más hijas», «Mejor ahora que más tarde», «Imagino cómo te estás sintiendo» (en realidad no puedes imaginártelo, a no ser que hayas pasado por ello). No solo no consuelan, sino que invalidan el dolor de esas personas. Si quieres, puedes utilizar otro tipo de expresiones: «Lamento mucho lo que te ha pasado», «Llora todo lo que necesites», «Te escucho si necesitas hablar de lo que ha ocurrido», «Siento la pérdida de (nombre de la bebé)».

A veces un abrazo es más que suficiente. Otras veces lo es un «¿Cómo puedo ayudarte?», «¿Quieres que te acompañe a algún sitio o a hacer algún trámite?». Pero, sobre todo, lo que puedes hacer es aceptar todas las emociones que experimenta la doliente, sin presionarla para que las exprese de forma distinta. Respeta su sentir durante todo el duelo, no solo al principio. De lo contrario, pensará que no está bien que sienta lo que siente y estarás contribuyendo a que este tipo de duelos continúen siendo «invisibles».

En el proceso de duelo va a haber rituales o símbolos que hacen reconectar con el dolor, pero que ayudan mucho a procesar la pérdida a quienes lo están atravesando. Este tipo de actos pueden ir desde la celebración de una ceremonia espiritual o algún tipo de acto simbólico en memoria de su hija, hasta un repaso de sus recuerdos (fotos, ecografías, etc.). Puedes acompañarlos, si quieren, o incluso proponérselo (sin insistir).

Recuerda que el duelo es un proceso y no basta con un «estoy para lo que me necesites». Hazte presente respetando las necesidades de espacio que la familia en duelo vaya planteando con el paso del tiempo. Habrá momentos en los que busquen recogimiento y otros en los que tu presencia será de gran ayuda. Puedes ofrecer apoyo en su día a día. Eso sí, siempre teniendo presente no tomar decisiones por ellas.

LOS GRUPOS DE APOYO EN EL DUELO PERINATAL

Los grupos de apoyo en el duelo están formados por madres o padres/madres cuyas bebés han muerto durante el embarazo o en los días posteriores a su nacimiento. Son reuniones periódicas donde las familias pueden hablar de sus criaturas, embarazos, partos, muertes, la cotidianidad con la ausencia de sus bebés… Normalmente tienen un número limitado de participantes que se caracterizan por haber vivido situaciones parecidas. Además de grupos de familias en duelo, también puedes encontrar otros de maternidad arcoíris, que son madres que se han quedado embarazadas tras la muerte perinatal de otra/s hija/s.

Tienen un gran poder sanador. Al ser duelos tan poco reconocidos, suele haber pocos espacios en los que hablar de la experiencia. A veces, el grupo de apoyo es el único donde puedes hacerlo.

El hecho de tener la posibilidad de expresarte con «normalidad» y de escuchar a otras personas poner palabras a su sentir es muy liberador.

En muchas ocasiones puedes sentirte identificada con el relato de otras. Te das cuenta de que no estás sola, pues eso que estabas pensando o sintiendo no es algo exclusivo tuyo.

Asimismo, el grupo de apoyo te permite comprobar en otras personas que el duelo es un proceso en continuo cambio en el que tú tienes un carácter activo. Te aporta esperanza observar que en algún momento el dolor cede, que no dura para siempre.

Si vas con tu pareja, quizá puedas contemplar su vivencia desde otra perspectiva y ella se sienta más preparada para expresarse. Ambas os involucraréis en un proyecto común. Eso siempre es positivo en un vínculo.

Para terminar, el grupo también tiene mucho potencial de aprendizaje sobre cómo afrontar situaciones. Por ejemplo, cómo acompañar a las hijas mayores en el duelo, cómo manejar los comentarios desafortunados, etc.

OTROS DUELOS IMPORTANTES EN LA MATERNIDAD

No siempre que hablamos de duelos aludimos a una muerte. Cuando hablamos de duelo nos estamos refiriendo a un proceso por el que transitamos tras una pérdida o ausencia. Puede ser de una persona, pero también de un proyecto, de una etapa, de salud, de un objeto material...

Verás que utilizo el verbo «duelar» como sinónimo de «elaborar el duelo». Aunque no es un concepto reconocido por la RAE, cada vez se usa más en entornos terapéuticos y grupos de apoyo. A mi parecer, le quita pasividad al proceso del duelo, le aporta un carácter de acción: el duelo como algo que puedes elaborar a tu manera.

En este este libro, donde hablamos de maternidad, no podía faltar espacio para los duelos que esta lleva asociados.

El duelo de identidad o duelo por la mujer que eras

La maternidad conlleva un gran cambio de identidad. Hemos visto cómo durante el embarazo comienza la transición que te prepara para maternar. El cambio continúa durante el posparto, momento en el que experimentas en primera persona cómo ocupa tu vida tu criatura. El tiempo se desdibuja, pues te sumerges en la rutina de tal manera que pierdes un poco la noción de los días. Tu bebé, que depende de ti (y de tu pareja, si tienes), orquesta las actividades que giran en torno a sus necesidades. A ratitos te sientes enamorada, a ratitos no puedes más. Estás en una montaña rusa emocional en la que es inevitable volver la vista atrás y fantasear con tu yo del pasado: «¿Qué estaría haciendo ahora si no tuviera una bebé a la que calmar?».

El tabú acompaña esta fantasía. Recordemos el mandato de la «madre buena» que solo siente alegría por su bebé.

Suele costar reconocer que echas de menos tu vida anterior porque te da la sensación de que se interpretará como un arrepentimiento por haber tenido a tu bebé, como que no la quieres. Está bien que la extrañes. Me atrevería a decir que a todas nos ha pasado y nos sigue pasando a lo largo de la crianza. En mi opinión, el problema aparece cuando te quedas atrapada en el pasado y eres incapaz de aceptar que con tu bebé llegan muchos cambios en tu forma de vida. Hay actividades que pospondrás meses, otras que tendrás que adaptar en tiempo y forma. No se trata tanto de abandonar aquello que te resulta placentero como de adaptarlo a las nuevas circunstancias. Y esto requiere paciencia, aceptación y mucha comunicación con las personas que quieres y están presentes en tu vida.

El duelo por la lactancia

Muchas de nosotras queremos dar el pecho porque es lo que se supone que hacen las «buenas madres». Lo decidiste durante el embarazo. Escuchaste por activa y por pasiva que era lo mejor. Y tú confiaste en eso de que «querer es poder». Solemos confiar porque se supone que dar el pecho es algo natural e instintivo. Se supone que sabes. Pero lo cierto es que hay lactancias que no salen adelante y que no dependen exclusivamente de tu voluntad.

Hay lactancias que se abandonan por dolor, porque nadie ha sabido asesorar y explicar que las lactancias no deben doler.

Hay lactancias que no salen adelante por causas fisiológicas, por más que se dé a demanda, por más extracciones con sacaleches que se den.

Hay lactancias que no se inician con buen pie porque hubo separación con la bebé, porque el parto fue traumático, porque no se cuidó de que la hora sagrada realmente fuera así.

Hay lactancias que generan malestar porque nuestro cuerpo «guarda» traumas y a veces dar el pecho conecta con ellos.

Hay lactancias mal acompañadas.

Hay lactancias que no se pueden mantener porque es imposible conciliar.

Hay lactancias que nunca sabremos por qué no salieron adelante.

Hay lactancias que se deben cortar porque una enfermedad las hace incompatibles.

Seguro que hay otros muchos motivos que no nombro. Sin embargo, lo más importante es que entendamos que cuando una madre quiere dar el pecho porque así lo ha elegido, y no puede, hay dolor. También culpa. Hay una sensación de fracaso. Hay enfado. Hay un duelo que no suele ser reconocido, que suele ser tapado con frases de consuelo que lo invalidan.

Te mereces vivir ese duelo acompañada, sentirte libre de exteriorizarlo. E incluso trabajarlo si hoy estas palabras te hacen darte cuenta de que en su momento no pudiste.

El duelo por el parto deseado

No sé si habías pensado con mucho detalle cómo querías que fuera tu parto. Quizá te preparaste a conciencia para un parto vaginal, apenas intervenido. O tal vez, por miedo a sentirte defraudada, decidiste no dedicar mucho tiempo a imaginarlo y precisamente por eso no contabas con que pudiera terminar en cesárea.

Sea como sea, si tu parto no acabó siendo como esperabas, puedes experimentar un profundo sentimiento de pérdida por no haber tenido la experiencia de dar a luz vaginalmente, a lo que suele unirse el no haber podido acompañar a tu bebé en sus primeros momentos de vida al otro lado de la piel.

Se produce entonces una herida emocional, un impacto que viene acompañado de pena, culpa, decepción, enfado... También, en ocasiones, de algunos síntomas de estrés postraumático. Lo vimos en este libro cuando hablamos de la cesárea. No quiero ser repetitiva; simplemente pretendo nombrar esta vivencia como un duelo que es necesario reconocer y cuidar.

El duelo por no tener más hijas

Este duelo se produce cuando no puedes tener más hijas, bien por tus circunstancias vitales (economía, falta de personas que te apoyen, trabajo, etc.), bien por infertilidad secundaria (cuando no se logra el embarazo o se producen pérdidas gestacionales después de haber tenido una o más hijas).

Estamos ante otro duelo poco conocido e invalidado. Los comentarios que recibes al respecto te hacen sentir desagradecida y culpable porque parece que no valoras a la/s hija/s que ya tienes, que no son suficientes para ti, cuando, en realidad, el amor que sientes por ella/s no tiene nada que ver con tu deseo de aumentar la familia.

El duelo por la discapacidad o enfermedad inesperada de tu hija

Cuando nace una hija con una discapacidad o una enfermedad no esperada, es necesario duelar a la bebé que no nació, a la que habías imaginado, a los proyectos con los que habías fantaseado, para recibir a la hija que sí has tenido.

Trabajar el duelo te permitirá aceptar las características de tu hija y afrontar los nuevos retos para los que aún no te habías preparado.

En este duelo suele haber una carga de culpa que te lleva a repasar con insistencia qué podías haber hecho de otra manera, si podías haberlo sabido antes, si cometiste alguna negligencia durante el embarazo...

Asimismo, suelen ser las madres las que se hacen cargo de la niña a tiempo completo. Esto significa que tu identidad como madre ocupará un lugar mucho mayor que el resto de las identidades con las que te reconoces (pareja, hermana, amiga, rol profesional...).

El duelo por el sexo de tu bebé

Ya hemos hablado de este tema en el posparto, pero quería volverlo a nombrar aquí porque, si estás pasando por esto, reconocerlo como duelo puede ayudarte a buscar el apoyo adecuado. Es un duelo muy difícil de reconocer y también de entender por el entorno. Por eso, suele silenciarse durante mucho tiempo, incluso años. Poner nombre a este dolor no empañará el amor que sientes por tu hija o hijo, más bien aliviará tu carga.

Soy consciente de que me dejo algunos otros, como el duelo por el posparto anhelado cuando eres tú la que está enferma, el duelo por adopción o retirada de custodia, o el duelo por gestación subrogada. Este capítulo bien merecería un libro que pudiera abordarlos de manera extensa. Pero quiero que sepas que, si sientes que estás viviendo un duelo en tu maternidad, mereces poder expresarlo y recibir sostén. Te invito a no vivirlo sola. Rodearte de otras madres que estén atravesando lo mismo que tú en los diferentes grupos de apoyo a la maternidad que existen es una fuente muy importante de bienestar.

EPÍLOGO

Llegado este momento toca poner el broche final a un intenso recorrido por las partes menos nombradas de la maternidad. Espero que al llegar aquí te hayas sentido representada y se hayan iluminado algunos rincones que aún no habías podido mirar.

Quizá hasta ahora has puesto mucho esfuerzo en evitar la intensidad de muchas de las emociones y cuestiones que nos afectan a las madres. Espero, de corazón, que tener la certeza de que las viven también otras mujeres te libere de la angustia y del trabajo de ignorar lo que te duele.

No quiero terminar sin romper una lanza en favor de la maternidad para reivindicar el potencial que tiene maternar, siempre que sea una decisión genuina. Cuando te abres a experimentar sin resistencia todas las emociones, la maternidad te ofrece la oportunidad de crecer a niveles inimaginables. Sé que no es fácil. Sin embargo, las mayores dificultades no vienen de la mano de la maternidad en sí, sino de cuestiones tales como la falta de apoyo, el ritmo frenético, la escasa empatía y compasión, la falta de conocimiento de necesidades de las madres y de las bebés, la poca conciliación…

Ojalá algún día no sea necesario escribir sobre la experiencia

materna. Tengo la esperanza de que recuperemos el valioso lega-
do de seguir nombrando lo que a las mujeres, y especialmente a
las madres, nos interpela. Igual que hacían nuestras ancestras. De
madres a hijas, de hermanas a hermanas. Entre vecinas. Confío en
que volveremos a sentarnos alrededor de una hoguera, o de una
rica comida, para reír y llorar por todas las vivencias que se nos
han quedado enquistadas. Deseo que retomemos el poder sobre
nuestros cuerpos, sobre nuestros procesos. Que seamos capaces
de cuestionar, de preguntar, de poner en duda todo aquello que
no esté en sintonía con lo que nos dice nuestro cuerpo. No pierdo
la esperanza de que volvamos a tejer redes de apoyo en las que
dejarnos sostener, que hagan de nuestro maternar una experiencia
más suave, más gozosa, más consciente.

AGRADECIMIENTOS

A mi hija Andina, que llegó de la cordillera con su dulzura y su potencia a mostrarme caminos inexplorados. Por ser guía de la lentitud, la sensibilidad y la creatividad.

A mi hija Clementina, que me reconcilió con la soberanía de mis procesos y me enseña cada día a mirar la vida con curiosidad y entusiasmo. Porque su pequeño cuerpo contiene sabiduría de alma vieja.

A mi madre, que siempre ha sido un puerto seguro al que volver, en la calma y en las peores tempestades.

A mi hermana. Gracias, Elena, por ser capaz de arrancarme una sonrisa en cualquier momento. Por los encuentros, los desencuentros y los reencuentros. Por cuidarme y dejarte cuidar.

A mi tía Mercedes, por ser como una segunda madre, por querer a mis hijas como si fueran sus propias nietas.

A mi abuela Milagros, que estará eternamente conmigo. Porque nunca voy a olvidar el tacto de tus manos ni la sensación de abrigo al apoyar mi cabeza sobre tu vientre.

A mis amigas. Las que me acompañan desde la infancia: Natalia y Ester. Las que me trajo la maternidad: Cristina, Esther, Lales, Bea, Lucía, Wendy…

A mis compañeras de equipo y también amigas. Gracias, Elena, Raquel, Lara y Abi, por bordar flores en las alas que vamos tejiendo a la vez.

A Oihane, por acompañarme con dulzura a poner la mirada en la muerte.

A Alba, mi editora, por su confianza, paciencia y cariño. Por tenderme la mano para materializar mi sueño.

A las mujeres a las que he acompañado, acompaño y acompañaré. Ojalá pudierais contemplaros con los ojos de admiración con que os veo yo.

BIBLIOGRAFÍA Y LECTURAS RECOMENDADAS

Argüelles, S., *Manual del acompañante de una persona en duelo: Qué hacer, qué decir y qué no decir los primeros días* (2015), <https://manejodelduelo.com/manual-del-acompanante/>.

Beck, C. T., J. W. Driscoll y S. Watson, *Traumatic Childbirth*, Abingdon, Routledge, 2013.

Brown, B., *Los dones de la imperfección: Líbrate de quien crees que deberías ser y abraza a quien realmente eres. Guía para vivir de todo corazón*, Madrid, Gaia 2017.

Busquets Gallego, M., *Mi embarazo y mi parto son míos: Guía de derechos para las embarazadas*, Sant Cugat del Vallès, Pol·len, 2023.

Castillo, I. F. del, *La nueva revolución del nacimiento: El camino hacia un nuevo paradigma*, Santa Cruz de Tenerife, Ob Stare, 2014.

Cazurro, B., *Los niños que fuimos, los padres que somos: Cómo acercarnos a nuestra infancia para conectar mejor con nuestros hijos e hijas*, Barcelona, Planeta, 2022.

El Parto es Nuestro, *Guía para la atención a la muerte perinatal y neonatal* (s. f.), <https://www.elpartoesnuestro.es/recursos/guia-para-la-atencion-la-muerte-perinatal-y-neonatal>.

—, «Infórmate y decide» (s. f.), <https://www.elpartoesnuestro.es/informacion/parto/informate-y-decide>.

Encinas, S. y P. Elízaga, «La sexualidad después de la maternidad», (mayo 2020), <https://open.spotify.com/episode/0S7ve2Ugvcb8HnfKLXp19C?si=ac0f3304b6164f0e>.

Fernández Lorenzo, P., I. Olza y S. Carmona Cañabate, *Psicología del embarazo*, Madrid, Síntesis, 2020.

García, E. M., *Partos arrebatados: La violencia obstétrica y el mercado de la sumisión femenina*, Madrid, Ménades, 2023.

Gaskin, I. M., *Guía del nacimiento*, Madrid, Capitán Swing, 2016.

Gómez-Ulla, P. y M. Contreras García, *Duelo perinatal*, Madrid, Síntesis, 2021.

Gutman, L., *La maternidad y el encuentro con la propia sombra*, Barcelona, RBA Práctica, 2008.

Instituto Europeo de Salud Mental Perinatal, *Blog*, <https://saludmentalperinatal.es/blog/>.

—, «Sanar el trauma del parto en tiempos de pandemia: Clase abierta de Ibone Olza» (noviembre 2020), <https://www.youtube.com/watch?v=c-6fcJW83sQ>.

Jové, R., *Dormir sin lágrimas: Dejarle llorar no es la solución*, Madrid, La Esfera de los Libros, 2006.

LePera, N., *Sánate: Conecta con tu esencia mediante la Psicología Holística*, Barcelona, Grijalbo, 2021.

Lim, R., *La placenta: El chakra olvidado*, Santa Cruz de Tenerife, Ob Stare, 2014.

Martín Santamaría, A. y A. Mateu Fernández, *Diario de embarazo: Un viaje hacia el encuentro*, Madrid, Espacio Kaurí, 2021.

Moreno, C., *Hipnoparto: Preparación para un parto positivo*, Independently Published, 2018.

Odent, M., *El bebé es un mamífero*, Santa Cruz de Tenerife, Ob Stare, 2016.

Olza, I., *Parir: El poder del parto*, Barcelona, Ediciones B, 2020.

—, y E. Lebrero, *¿Nacer por cesárea?: Evitar cesáreas innecesarias. Vivir cesáreas respetuosas*, Buenos Aires, Granica, 2005.

Padró, A., *Somos la leche: Dudas, consejos y falsos mitos sobre la lactancia, Barcelona,* Grijalbo, 2020.

Payás Puigarnau, A., *Las tareas del duelo: Psicoterapia de duelo desde un modelo integrativo-relacional*, Barcelona, Paidós, 2010.

Pubill, M. J., *Guía para la intervención emocional breve: Un enfoque integrador*, Barcelona, Paidós, 2018.

Ramírez Matos, E., *Psicología del posparto*, Madrid, Síntesis, 2020.

Vivas, E., *Mamá desobediente*, Madrid, Capitán Swing, 2019.

Worden, W. J., *El tratamiento del duelo: Asesoramiento psicológico y terapia*, Barcelona, Paidós, 2022.